ウルトラ図解

オールカラー 家庭の医学

ADHD

成人期ADHDの特性を理解して、上手にコントロールしていく

監修 岩波 明 昭和大学医学部
精神医学講座主任教授

法研

はじめに

この本は、近年注目されている大人のＡＤＨＤ（注意欠如多動性障害）について、その症状、特徴、治療方法など様々な側面について、詳しく述べたものです。

ＡＤＨＤは、不注意と多動・衝動性を主な症状とする発達障害の一つです。これまで、発達障害といえば小児科の病気であり、病院で治療を行なうというよりも、どちらかと言えば、福祉や教育の対象とみなされてきました。

ところがこの数年あまり、「発達障害」という用語は、非常にポピュラーなものとなりました。これは小児期にみられる発達障害の症状が、思春期以降成人になっても継続的にみられることが明らかになってきたためです。

特に最近は、成人期の発達障害に関する記事が、新聞やテレビなどのジャーナリズムに取り上げられることも多くなりました。そのため、発達障害の専門外来への受診者も増加しています。

大人の発達障害の中で、もっとも注目を浴びてきたのは、アスペルガー症候群を中心としたＡＳＤ（自閉症スペクトラム障害）でした。「空気が読めない」「人の気持ちがわからない」というＡＳＤの特徴は、様々なメディアで取り上げられました。

これに対してＡＤＨＤは、あまり注目されることがありませんでした。ところが実際にはＡＤＨＤの有病率はＡＳＤよりもはるかに高く、人口の５％以上というデータも報告されています。これに対してＡＳＤの有病率は１％未満と考えられています。

ＡＳＤを疑われて専門外来を受診した人が、ＡＤＨＤであったということは珍しくありません。

ＡＤＨＤは、臨床面でも社会的にも重要な疾患であるにもかかわらず、現状ではその重要性が十分に認識されておりません。

小児におけるＡＤＨＤにおいては、成人になってからも、何らかの生活上の問題が生じていることがたびたびみられます。軽症のケースでは、学生時代までは不適応はみられないものの、就労してから問題が顕在化する例が少なくありません。実際、成人になって精神科を受診するＡＤＨＤは、その多くが職場での不適応が受診のきっかけになっています。

ＡＤＨＤの人たちの職場におけるパフォーマンスの悪さやケアレスミスの多さは、周囲からは本人の問題として否定的に評価され、「真面目に取り組んでいない」「仕事にやる気がない」、あるいは「能力不足」とみなされる傾向があります。

さらに、周囲からのストレスが続くことによって、うつ病になったり、パニック発作などの不安障害の症状を併発したりする人も数多くみられています。残念ながら、これまで、成人期のＡＤＨＤはなかなか正しく診断されてきませんでした。専門であるはずの精神科医においても、ＡＤＨＤに対する正しい知識が十分ではないことが多く、誤診されるケースや「よくわからない」と言って断られるケースがしばしばみられています。

本書は、このような「大人」のＡＤＨＤについて医学的な側面から生活レベルの問題まで幅広く解説したものであり、実践的な内容となっています。本書がＡＤＨＤの当事者と家族の人にとって役に立つものとなることを願っています。

平成30年3月

岩波　明

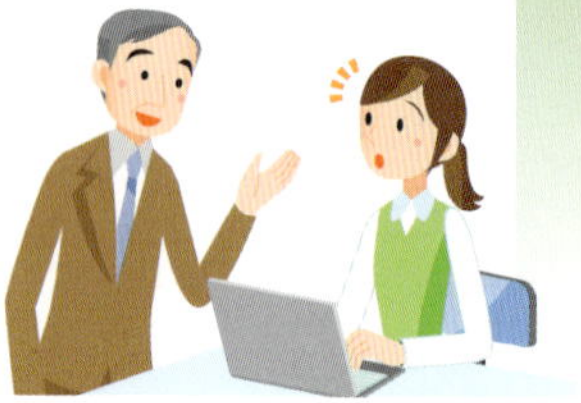

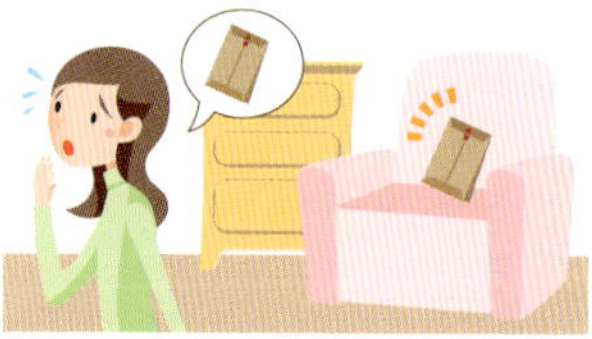

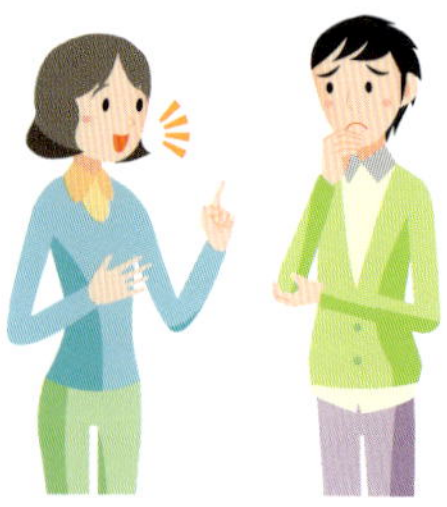

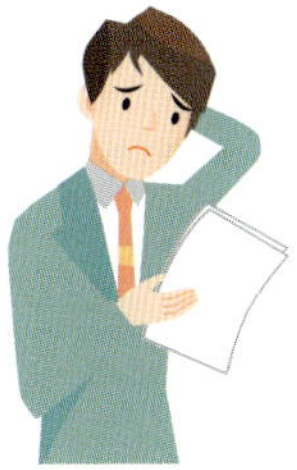

第2章　検査と診断　47

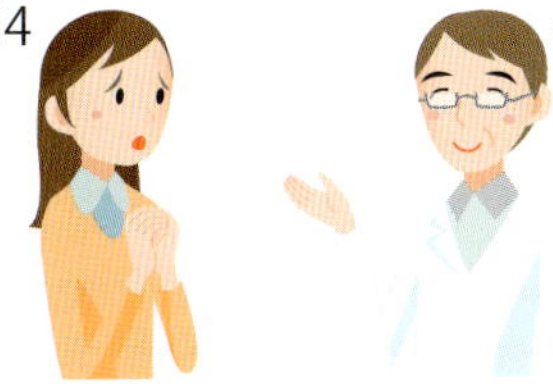

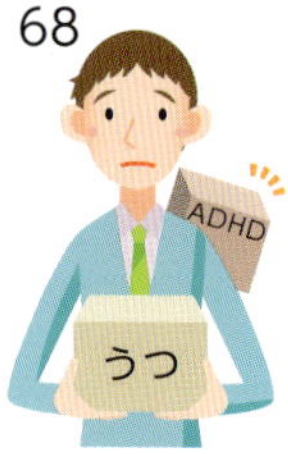

ADHD
うつ

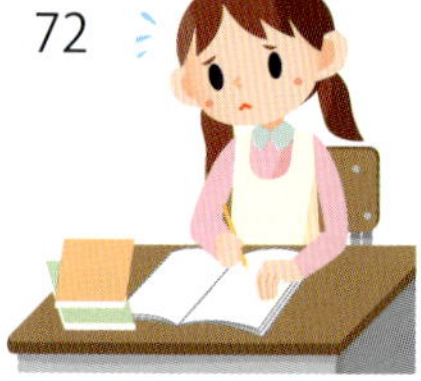

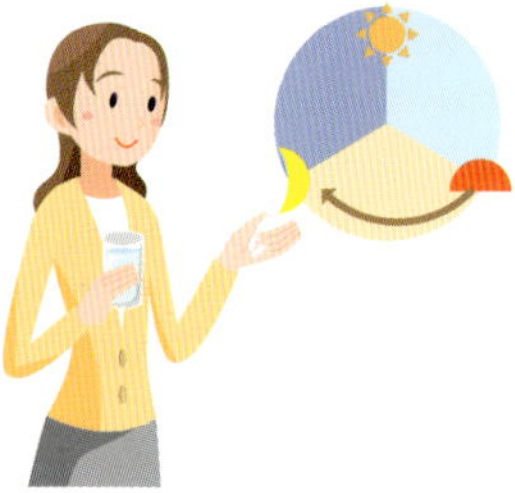

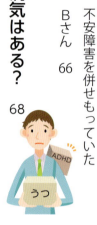

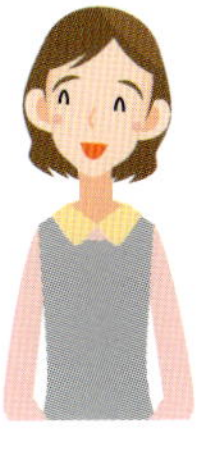

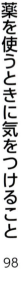

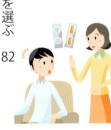

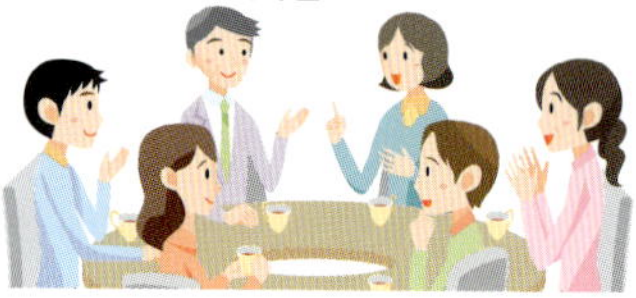

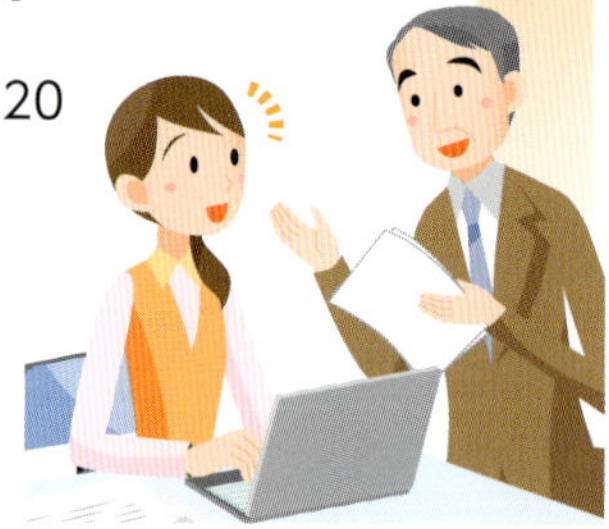

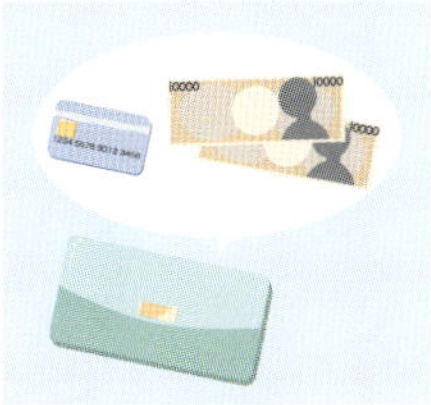

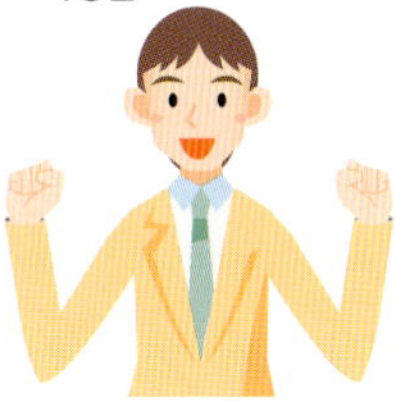

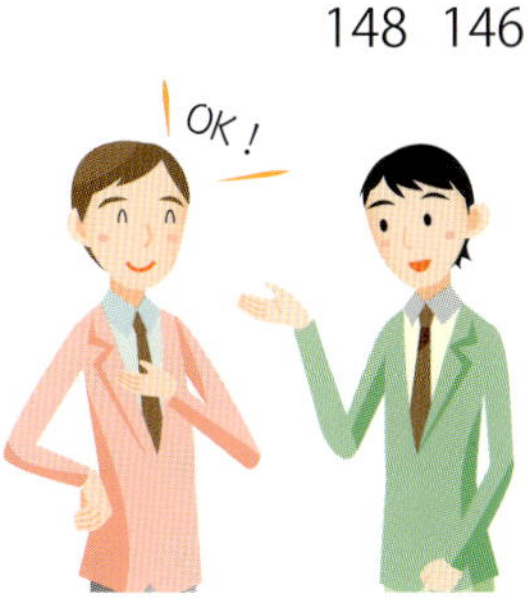
OK!

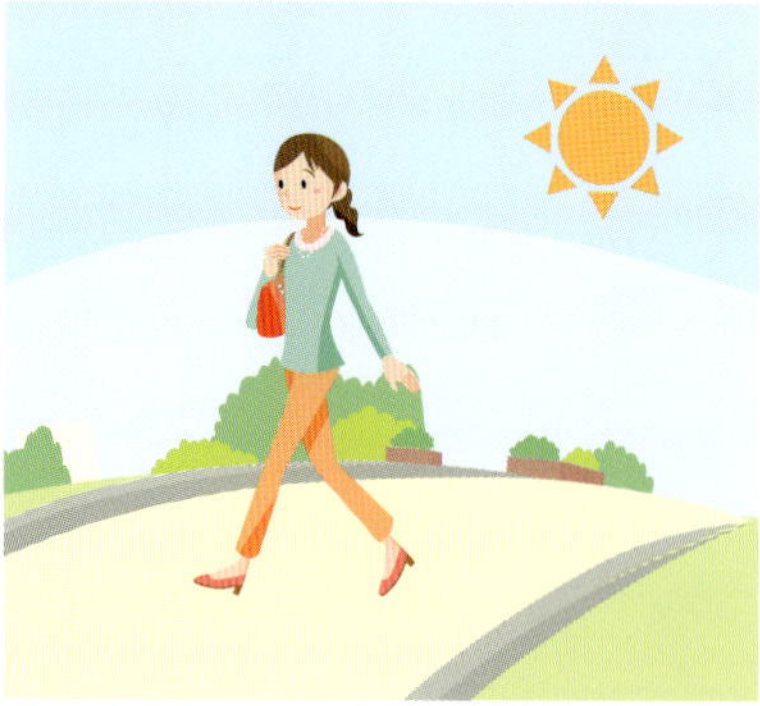

【装丁・本文デザイン】ＨＯＰＢＯＸ
【図解デザイン・イラスト】ＨＯＰＢＯＸ
【編集協力】　原かおり

第1章

ADHDの基礎知識

大人のADHDとは、どのようなものなのでしょうか?

ADHDそのものの特徴と、大人ならではの困りごとなどをくわしく見ていきましょう。

ADHD（注意欠如多動性障害）とは？

大きく分けて3つのタイプがある

ソワソワして落ちつかない、思いついたらすぐ行動してしまう、人の話を聞かずに一方的に話し続ける、忘れ物が多い——ADHDとは、このような「多動性」「衝動性」「不注意（注意障害）」という特性があり、それによって困りごと（症状）が起こる「発達障害」の一つです。

ただ、ひと口にADHDといっても、どの特性が強く出ているかによって、症状はかなり異なります。ADHDの診断や治療の際には、特性の偏りによって3つのタイプに分類しています。

①多動性・衝動性優勢型

衝動的な行動や、落ちつきのなさが目立つタイプ。

②不注意優勢型

集中力がなく、注意散漫で忘れっぽいタイプ

③混合型

落ちつきのなさと、不注意なところが同じくらい目立つタイプ。

同じADHDの診断を受けていても、タイプが違うと、症状がまったく異なります。また感じる困難感も個人差が大きいので、症状への対処は個別的に行います。

なお、大人のADHDでは、男女比にそれほど大きな差はありません。多動性・衝動性優勢型のADHDは男性に多いため、子どものころは男の子のADHDが目立ちます。女性に多い不注意優勢型による症状は目立ちにくいため、子どものうちには発見されないケースも少なくありません。大人になって不注意が許容されにくい環境に置かれるようになり、はじめてADHDであることに気づく人も多いようです。

用語解説　発達障害　脳の機能に偏りがあるために、得意なことや能力にアンバランスが生じる状態。

ADHDの3つのタイプ

ADHDという名前は、
英語のAttention Deficit Hyperactivity Disorderの頭文字を
取ったもの。日本語では「注意欠如多動性障害」といいます。

不注意優勢型

注意力が散漫で、ケアレスミスが多いなどの特徴があります。ただし、興味のあることには、周りに目もくれずに過剰に集中するといったアンバランスさも。

- ものごとに集中できない
- 人の話をしっかり聞けない
- 忘れっぽい
- よくものをなくす
- 整理整頓ができない

など

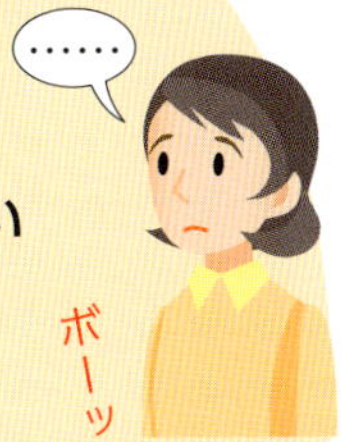

混合型

不注意と多動・衝動性の両方の特性をかねそなえており､ほとんどがこのタイプに含まれます。ただし、特性の出方は人によって異なるため、同じADHDという診断でも個人差が大きいのです。

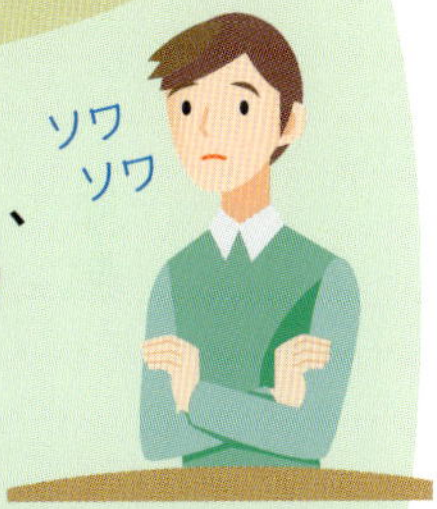

多動性・衝動性優勢型

ADHDというと多くの人が思い浮かべる「落ちつきのない人」のタイプ。行動だけでなく、心の中も多動なため、考えがまとまらなかったり、突然浮かんだアイデアを衝動的に行動に移したりします。

- 落ちつきがなく、いつもソワソワしている
- おしゃべりで一方的に話したり、他人が話しているところに割り込んだりする
- 考えなしに突発的に行動する
- 突然カッと怒り出すが、引きずることはない

ＡＤＨＤは子どもの病気と思われていたが……

子どもの多動はキャッチされやすい

以前は、ＡＤＨＤの特性は子ども特有のものと考えられていました。というのも、多動・衝動性の強い子どもは、小学校などの集団生活で問題になることが多いのですが、ＡＤＨＤの3つの特性のなかでも、多動性と衝動性は成長とともに、ある程度コントロールできるようになってくるためです。早くから目立つことで、特性に合わせた指導や支援を受けやすく、対処法を学ぶ機会が多くなることも関係しているかもしれません。

一方、不注意優勢型の子どもは集団のなかでは目立たないため、「おっちょこちょいな子ども」として個別に注意はされても、あまり大きな問題にはなりません。

そのため、ＡＤＨＤは成長して心と体が成熟するとともに改善してくると考えられていたのです。

ところが最近になって、ＡＤＨＤの特性の多くは、大人になっても形を変えて残っていることがわかってきました。子どものＡＤＨＤのうち、約6割は軽い症状が、約2割は強い症状が大人になっても続くという調査もあります。データによって多少のばらつきはありますが、ＡＤＨＤの症状のある大人は人口の2〜5％といわれており、かなり多くの人が悩んでいることがうかがえます。

さらに、まだ「大人のＡＤＨＤ」が正しく知られていないために、診断を受けていても「あなたはＡＤＨＤではない」と誤解されたり、受け入れてもらえないといったつらさもあります。また、うつ病や不安障害などの心の病気を抱えるようになったり、離婚や離職といった困難に直面することが多いという問題もあります。

用語解説 うつ病　うつうつとした気分で意欲や興味の減退、焦燥感といった精神症状に加え、食欲がわかない、疲労感が続く、眠れないなどの身体症状も伴う。

子どもと大人では「見え方」がちがう

子どものころは……

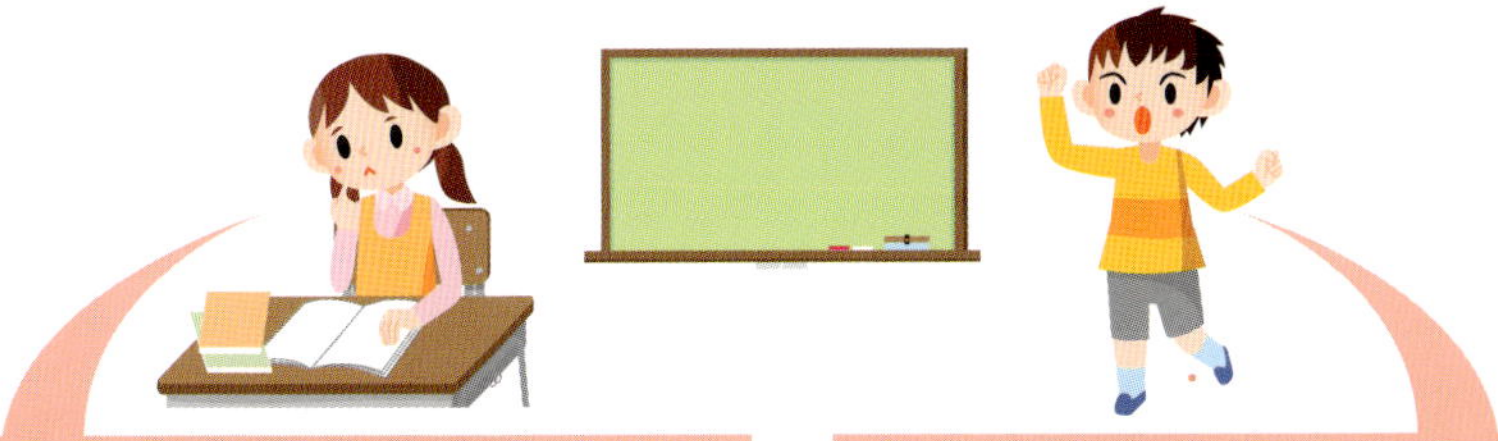

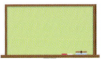

不注意型の子は見過ごされやすい

忘れ物が多い、ぼんやりしていることを注意されはしても、集団生活のなかで大きなトラブルになりにくいため、見過ごされがちに。

多動性・衝動性の強い子どもは目立つ

教室でじっとしていられない、突発的な行動をとるなど、特性が見てとれます。

大人になると…

不注意による症状

- 集中できない
- ものごとを効率よく進められない
- スケジュールを組むのが苦手
- ものごとを先延ばしにする
- 片付けられず、物をよくなくす

社会に出て仕事をするようになると、ケアレスミスをくり返す、納期を守れないなど、大きな支障を来すようになります。

多動・衝動性による症状

- 一方的にしゃべる
- 貧乏ゆすり、意味なく体を動かす
- 忙しい状況を進んでつくる
- 衝動買いをくり返す
- スピード違反や交通事故を起こす

多動は落ちつくものの、じっと座ってなければいけない場面が苦手といった「心の多動性」は残ります。また、衝動性は問題行動につながっていきます。

不注意の症状はわかりにくい

「注意のアンバランス」が起こる

「注意」とは、ある対象に意識を向けること。ＡＤＨＤの不注意の症状は、この意識の向け方にアンバランスが起こります。

多くの人は、だれかと話しているときでも、相手の話を聞きながら、自分の周囲で起こっていることもある程度はキャッチしています。集中しつつ、周りにも程よく注意を払うといった具合に、注意をコントロールしているのです。

ところが、不注意の特性があると、このコントロールがうまくいきません。相手の話を聞いているつもりでも、ちょっとしたことですぐに集中力が途切れてしまい、ほかのことを考え出したり、聞いた内容を忘れてしまったりします。

ただ、しばしば誤解されますが、不注意の特性があっても、集中力がまったくない（欠如している）わけではありません。興味のあることに時間のたつのも忘れて熱中することがあります。しかし、しなければならないことや未知のことに取り組むときは、すぐにほかのことに気がそれて集中できなくなってしまうなど、集中力を発揮できる場面とそうでない場面の落差が大きいのです。

また、複数のことにバランスよく注意を払うのも苦手です。複数のことがらを同時進行で進めることができません。

不注意の傾向がある人は、大人になってから急激に困難を自覚するという問題もあります。子どものころは学校の成績に問題がなければよいと大目に見てもらっていたものが、「仕事」という場面になると、周囲からの要求が大きくなり、問題が起こりやすいのです。

注意のコントロールが苦手

注意のコントロールはいくつかある

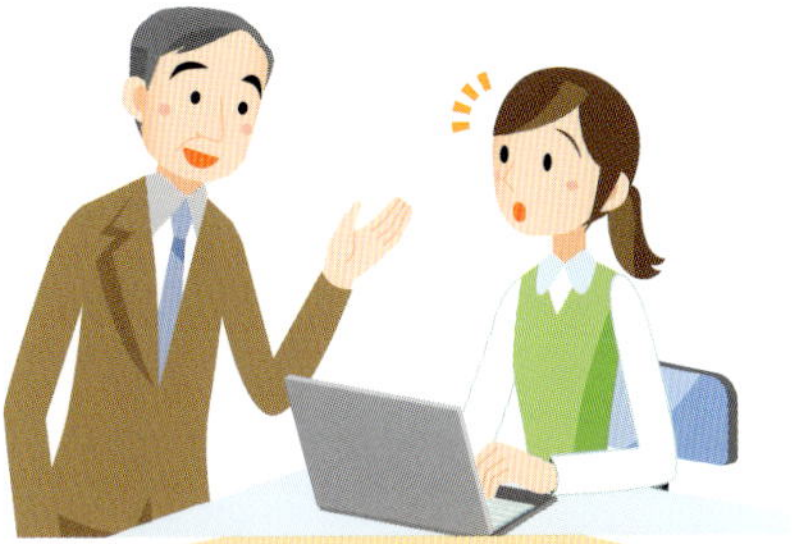

持続させる

目の前の対象に集中して、注意を向け続けること。

転換させる

不意のできごとが起こったときに、すぐにそちらに注意を向けること。また、必要に応じて元の対象に注意を戻すことができます。

分配させる

身の周りのことにも適度に注意を向け、急な変化などをキャッチできるようにします。

不注意の特性があると、注意がコントロールしにくい

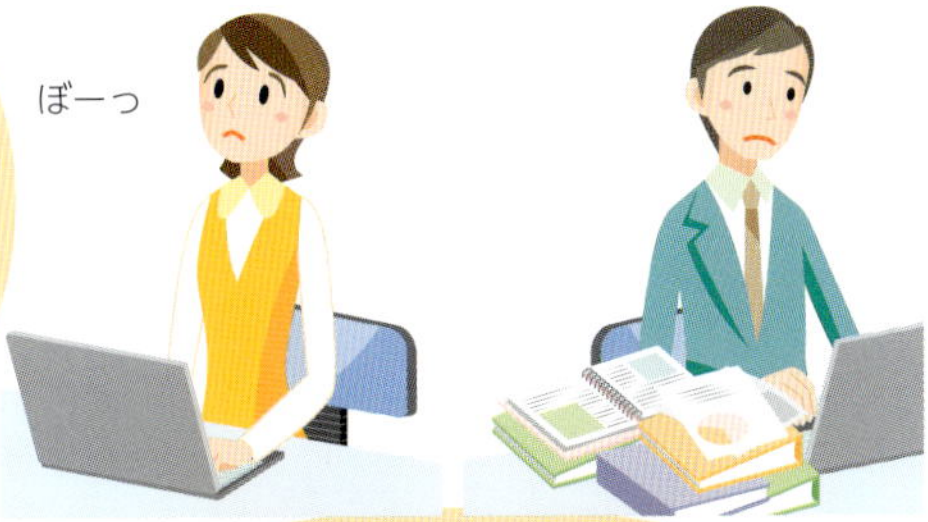

集中できない

新しい手順を学ぶときや、気が向かないことに対しては、注意を持続させることができません。

切り換えできない

いったん集中するとなかなか切り換えできません。また、一度注意がそれると、もともと聞いていたことを忘れてしまうなど、注意を元に戻すのも苦手です。

分配できない

複数のことに同時に目を配れないため、しなければならないことがいくつかあると混乱したり、結局一つしか達成できないといった事態に陥りがち。

大人のADHDならではの問題もある

社会に出ると問題が噴出する

子どものADHDと大人のADHDは、特性によるさまざまな困りごとに対処しなければならないという点は同じですが、社会的な状況から受けるプレッシャーは大きく異なります。

子どもで問題になるのは「じっと座っていられない」「落ちつきがない」などの多動によるトラブルです。このような場合も適切な指導や治療により、自分の行動をコントロールする術を学んでいくことができます。

一方、不注意の特性が強い子どもは、多少忘れ物が多くてもそれほど困ることはなく、問題をそれほど自覚しないままに成長します。しかし、「子どもだから仕方がない」「成長すればできるようになるだろう」と大目に見てもらっていたのが、大人になるとそうはいきません。

ましてや仕事となると、ミスや不注意を厳しくとがめられ、信用や評価が著しく下がってしまうこともしばしばです。「忘れっぽい」「周囲との折衝や調整が苦手」といったADHDの特性は、多くの職場ではマイナスの要素になりがちです。特に、最近は効率が優先され、タイトなスケジュールを要求されたり、業務量が増えたりと、ADHDの特性のある人には厳しい状況になっているといえます。

また、現在ADHDの特性に悩んでいる大人が子どもだったころは、そもそもADHD自体が知られていなかったため、周囲も自分も気づかず見過ごされてしまった例も少なくありません。

大人ではADHDとの付き合いが長いぶんだけ、失敗やトラブルの経験も多く、自分はダメだと感じてしまう機会が多くなってきます。

大人になってから困難感が大きくなるケース

子どものころは

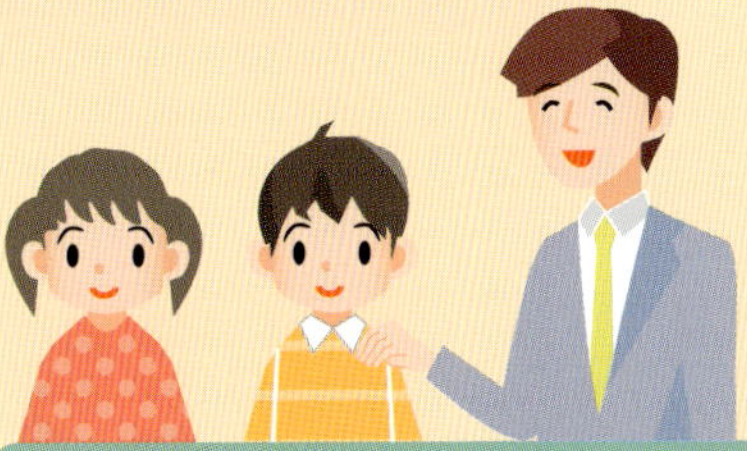

落ちつきがない、忘れ物が多い、ミスが多いなどのトラブルがあっても、保護者や先生のフォローでのり切れることがほとんど。また、成績がよければ多少のことは大目に見てもらえます。

対人関係のトラブルは子どものころから起こる

人の話を聞かない、言うべきではないことをうっかり口にするといった特性のために、思春期以降、対人トラブルを抱えることが増えてきます。

仕事では

得意と苦手の差が大きく、事務処理・日常業務などでつまずきがち。

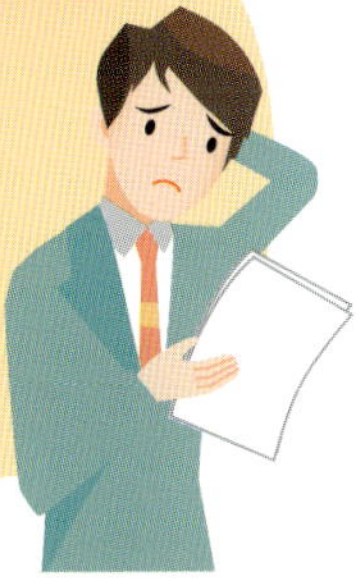

家庭では

そうじ、洗濯、料理など、毎日こなさなければならないことをほどほどに行えず、家事が滞ります。

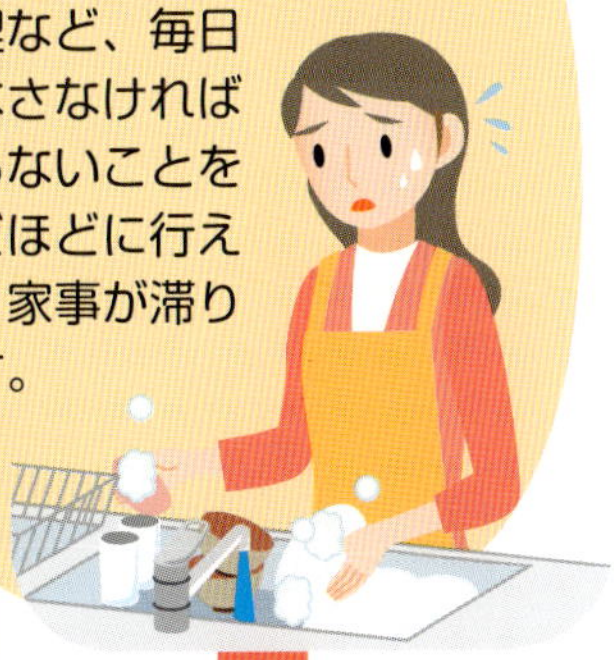

- **周囲の人からの評価が下がる**
- **自分に失望する**

ほかの人ができることが自分にはどうしてできないのか思い悩んだり、できない自分をふがいなく感じることが多く、心の元気を保てません。

間違った対応法・偏った考えを持ちやすい

ADHDの特性があると、対人関係や仕事でたびたび失敗してしまいます。他人から責められたり、自分で自分を責めたりすることが多いと、自己否定的な考えに陥りやすくなります。

また、失敗を防ごうと自分なりの対策を立てるのですが、自分自身の特性をしっかり理解していないと、どうしても場当たり的な対策になりがちです。根本的には解決できないため、その場はしのげても、同じ失敗をくり返してしまいます。誤った対策をくり返し、物事がうまく進まないために、結局は否定的な考えに陥ります。

否定的な気持ちは、怒りや不安を呼び込みやすく、そのためにますます物事がうまく進まないという悪循環にも陥ります。

また、ADHDのある人は、たびたび叱られたり、注意されたりするため、自尊心が育ちにくい傾向があります。自尊心とは、単に自分を大切に思う感情というだけではありません。自尊心があると達成感や満足感を得やすくなり、新しいチャレンジに立ち向かう気持ちも生まれます。

自尊心が低いことも、否定的な気持ちに陥りやすい大きな要因です。

ADHDのある人に、特に大人では、長年の経験からこのような「自己否定的な偏った考え方」や「誤った対策」がしばしば見られます。自分では意識していなくても、ものの見方や考え方が偏っていると、おのずと行動パターンも偏ってきます。大人のADHDは、このような無意識の行動パターンにしばられて悪循環を起こしていることもしばしばあります。

そのため、最近はADHDの特性そのものの治療だけでなく、ものの見かたや考え方を解きほぐす治療も注目されてきています（治療については3章を参照）。

大人のADHDが陥りやすい考え方

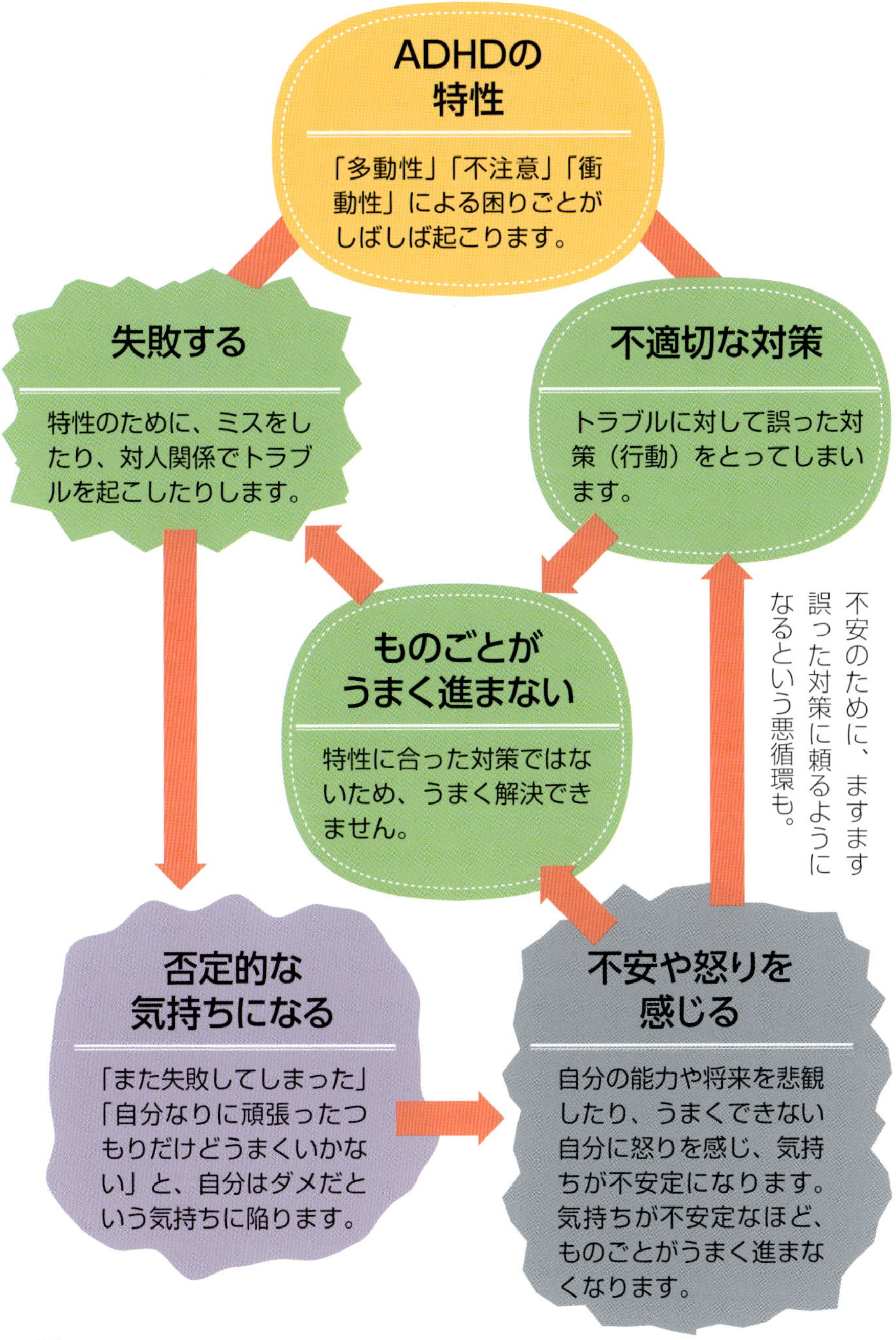
ADHDの特性
「多動性」「不注意」「衝動性」による困りごとがしばしば起こります。
失敗する
特性のために、ミスをしたり、対人関係でトラブルを起こしたりします。
不適切な対策
トラブルに対して誤った対策（行動）をとってしまいます。
ものごとがうまく進まない
特性に合った対策ではないため、うまく解決できません。
不安のために、ますます誤った対策に頼るようになるという悪循環も。
否定的な気持ちになる
「また失敗してしまった」「自分なりに頑張ったつもりだけどうまくいかない」と、自分はダメだという気持ちに陥ります。
不安や怒りを感じる
自分の能力や将来を悲観したり、うまくできない自分に怒りを感じ、気持ちが不安定になります。気持ちが不安定なほど、ものごとがうまく進まなくなります。

ADHDではこんなトラブルが起こりやすい

集中できず、ミスが多い

ＡＤＨＤの特徴の一つで、特に仕事をしたり、人とコミュニケーションをとったりするうえで大きな困りごとが「集中できないこと」でしょう。

本人は「適当でいいや」と思っているわけでは決してありません。むしろ、「しっかりしなければ」「気を抜いてはいけない」と思っているのに、そんな気持ちとは関係なく、注意のコントロールがうまくいかないのです。

長時間集中することができない理由はいくつかあります。

一つは、無意識のうちに集中が途切れるパターン。会議などでほかの人の話を聞いているつもりでも、気づかないうちに意識が途切れ、頭に入ってこなくなったりするのです。多動性の特徴が意識のなかでも起こり、頭の中がザワザワしてきて集中しきれないという場合もあります。

また、「身の回りのことに注意がそれやすく、刺激を受けやすい」という特性のために、集中が途切れることもしばしばあります。ほかの人なら気にならないようなちょっとした物音やできごとがすぐに気になってしまい、集中できなくなるのです。

このように、周囲のことに注意がすぐにそれるのも、「集中するべき対象」と、「身の回りへの目配り」とで、うまく注意を分配・コントロールできていないためと考えられます。

集中できないと、「相手の話をきちんと覚えていられない」「指示されたことがわからなくなる」ために仕事に差し支えるようになります。本人に悪気がなくても、周囲の人には「サボっている」「やる気がない」と思われ、対人関係も悪化してしまいます。

注意散漫になりやすい

刺激に弱い

となりの人が紙をめくる音、うしろを誰かが通る気配、キーボードをたたく音といった、ちょっとした刺激ですぐに集中力が途切れます。しかも、ほとんどの人はその程度のことは気にならないため、「そんなことで集中できなくなるなんて」と評価が下がる原因にもなります。

意識がとびやすい

注意の持久力が低いため、自覚しないうちに集中力がフッと途切れてしまいます。「聞くのをやめた」「ほかのことを考え始めた」など、意識的に注意を切り替えるわけではないので、対処に苦労します。

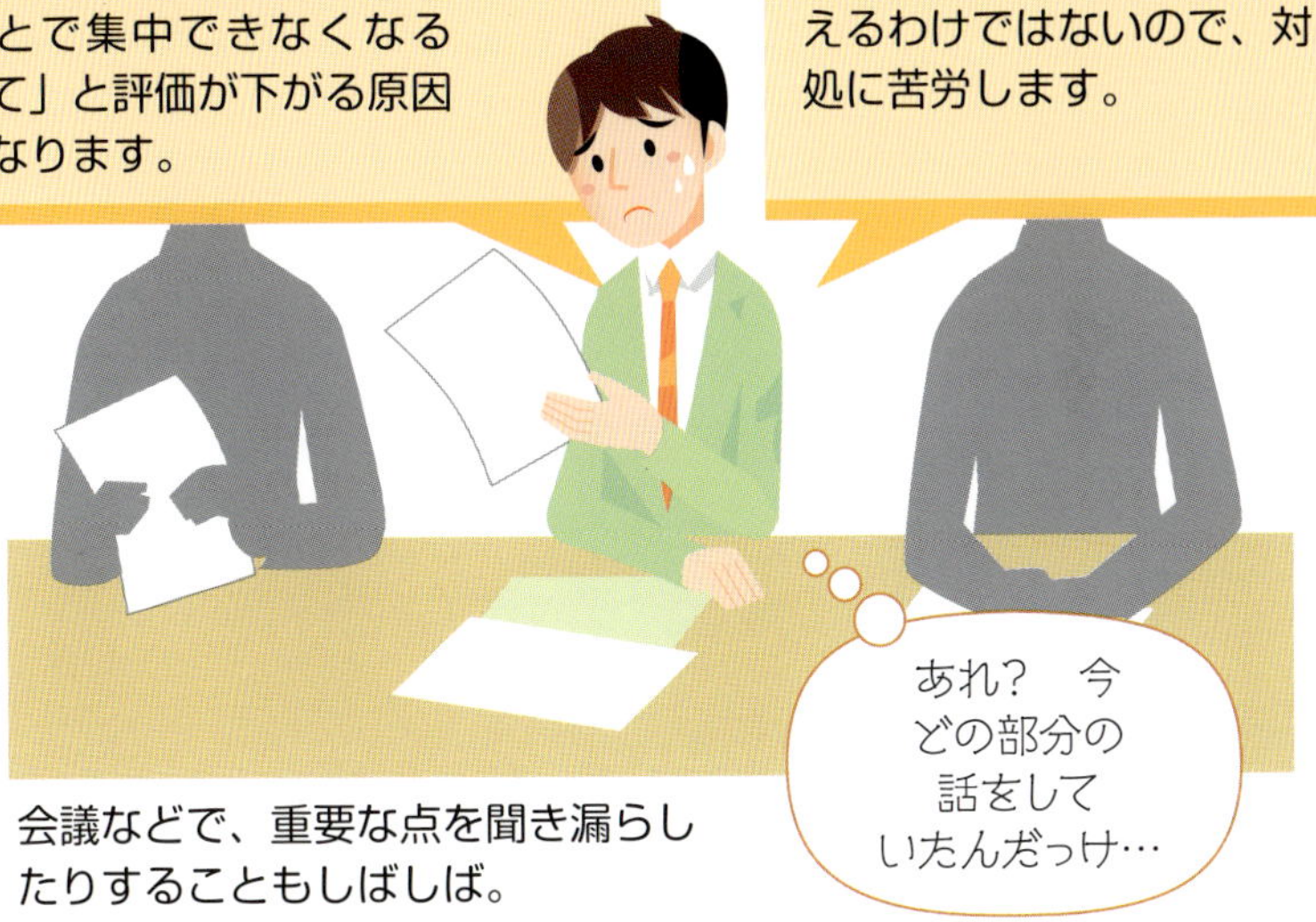

会議などで、重要な点を聞き漏らしたりすることもしばしば。

相手の話が理解できない

講義やプレゼンなど、まとまった量の話を聞き続けるのが苦手なため、内容が頭に入ってきません。

資料や書類の読み込みに時間がかかる

文章を読んでいるあいだに、どこを読んでいるかわからなくなったり、何度か読み返さないと全体を把握できなかったりするため、内容を理解するのに時間がかかります。

物事を先延ばしにする

めんどうなことや手間のかかる作業に取り掛かるのは気が重い——というのは誰もが経験することでしょう。しかし、ADHDのある人では、その傾向が非常に強く、しかも同じ状況を何度もくり返すのが特徴です。なんとなく気が進まない、もう少しあとから始めても大丈夫、と自分に言い訳しながらズルズルと時間がたってしまい、期限ギリギリになってからようやく行動を起こすのです。

ギリギリになれば余裕がなくなり、ミスを起こしやすくなりますし、間に合えばまだしも、結局期限に間に合わないこともたびたび起こるとなると、周囲からの評価は下がる一方になってしまいます。

しかも、期限までの間はただサボるわけではなく、ほかの仕事を抱え込んでそれなりに多忙になっていることが多いのも、ADHDの特性の一つ。

新しいことや、自分の興味があることに目が向きやすいため、肝心の業務を進めなければいけないときでも「締め切りまではまだ時間があるから」といろいろなことに手を出してしまうのです。しかも、「忘れっぽさ（28ページ参照）」や「妙な自信（34ページ参照）」も加わって、ますます進むのが遅くなるという場面も起こりがちです。

締め切りを守れないことを何度もくり返しながら、自分から忙しい状況を作り出していくため、周囲の人からは「期限を守れない人」として期待されなくなったり、「たいへんなことになるのは目に見えているのに、こりない人」というレッテルを貼られたりしてしまいます。

また、ADHDの場合、めんどうなことだけではなく、旅行の予約や外出の手配など、本来は楽しみなことでも、同じように先延ばしにするのも特徴的です。がんばれば楽しいことがあるとわかっていても、その手前の調べごとや予約の電話といった手間を先延ばしするのです。

長期的な計画を立てられない

新しいことに目移りする

「やらなければならないこと」より「やりたいこと」につい手を出してしまい、「自分はがんばっている」と感じますが、実際は最初に引き受けた仕事は先延ばしになったまま。

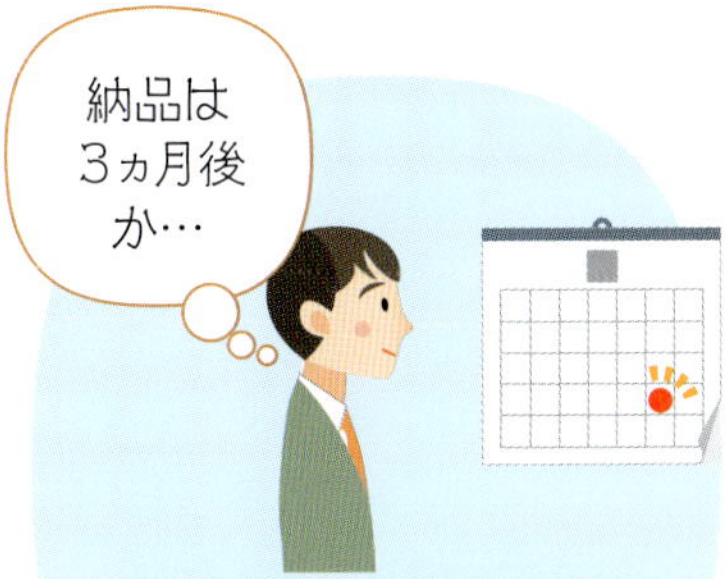
納品は
3ヵ月後
か…

締め切りに余裕があると、すぐに手をつけず先延ばしにします。

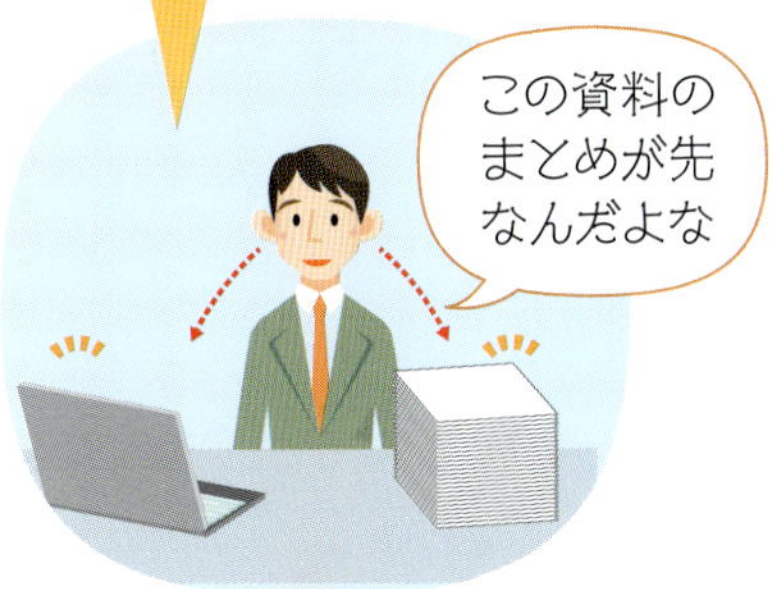
この資料の
まとめが先
なんだよな

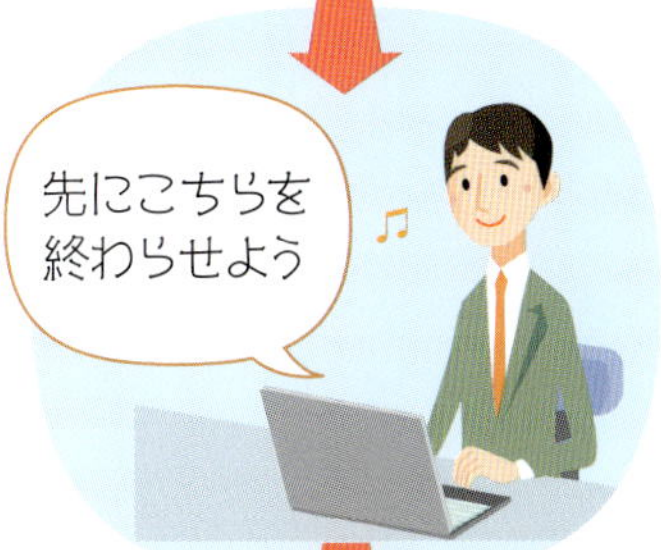
先にこちらを
終わらせよう

簡単なことから終わらせる

仕事の優先順位の高いものではなく、とりあえずできることから終わらせがち。課題を先延ばしにしているうしろめたさを、小さな達成感で紛らわせます。

締め切り間近になってやっと着手する

いよいよ差し迫ってきて初めて、本来の課題に取りかかります。

周囲の人もフォローに駆り出されるなど、影響が大きくなりがち。

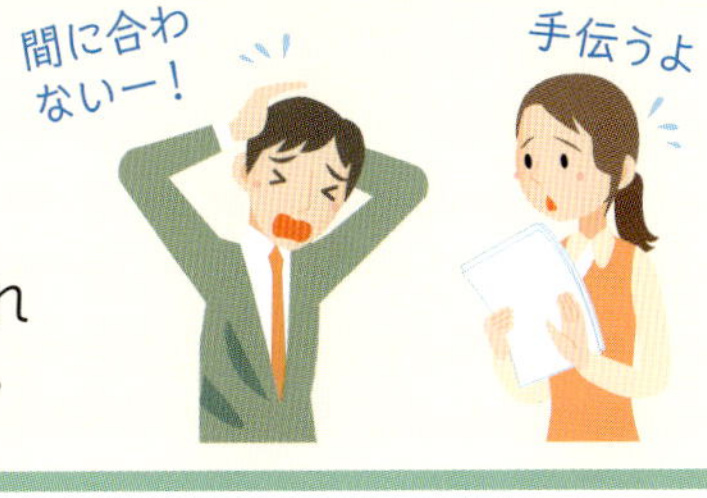
間に合わ
ないー！
手伝うよ

段取りよく進められない

ＡＤＨＤの特性がある人は、複数のことを同時に進めるのが苦手。一つの作業をしながら、ほかのことに目を配ることがなかなかできません。また、どの作業をどの程度まで終わらせてから別の作業に取りかかれば効率がよいかというような見通しをもったり、そのための優先順位を決めて段取りをつけたりすることができません。

どれを先に終わらせるべきかわからないまま、いろいろなことに中途半端に手をつけて進行が滞ったり、仕事の優先順位よりも自分の興味のあることや目先のことに没頭してしまったりといったことも起こりがちです。

また、ＡＤＨＤのある人は、ほかの人と協力して仕事を進めるのが苦手な場合もしばしばです。自分ですることの段取りをつけるのが苦手だと、人とスケジュールや業務内容を合わせたり、調整して進めるのはさらにむずかしくなるためです。

ＡＤＨＤの特性の一つに、発想力が豊かでアイデアを出すのが得意という面があります。これは仕事の上では「企画力がある」という大きな強みとなります。ところが、アイデアを実際に形にしていくのはまさに段取りであり、ほかの人と協力して作業を進めていくことにほかなりません。

ＡＤＨＤのある人は、このプロセスが苦手なために、作業を進めるうちに興味を失ってしまったり、逆に自分の興味のままに突っ走ったりしがちです。すると、悪気はなくても「おもしろそうな部分」だけを選び、もともと自分が苦手な事務作業や地道なルーティーンワークを避けることになってしまいます。また、先延ばしぐせのために、全体の進行を滞らせてしまうこともあるでしょう。

このようなことをくり返すと、周囲の人の反感を招き摩擦が大きくなって、アイデアが豊富という魅力も目立たなくなってしまうのです。

アイデアを形にするプロセスができない

アイデアを出す

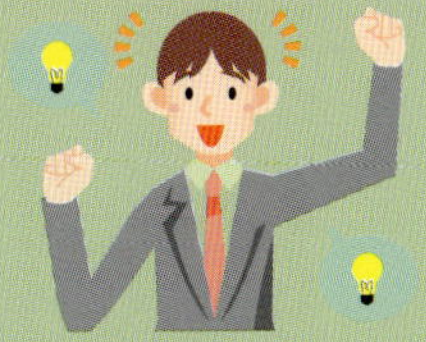

発想力が豊かなことに加え、行動的という特性もあり、アイデアがたくさん出ます。

事務作業や調整が苦手

アイデアの実現に向けて複数の作業を進めるといった細かい作業に入ると、ペースダウンしがち。

アイデアのままに独走する

ほかの人と協調して作業できなかったり、人の話を聞けないなどの傾向があると、トラブルも起こりがちです。

トラブルが起こりがち

苦手な作業を進めていなかったり、逆に興味のあることだけを進めていたり、独断があったり……と、全体の進め方でトラブルが起こります。

本人は

能力があるのに、事務作業が苦手なこと、他人とのやり取りがうまくできないことで信用を失いがちに。

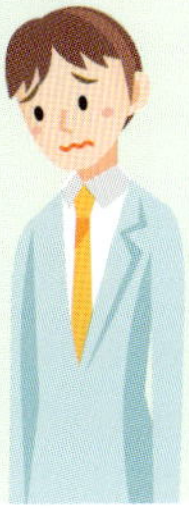

周囲の人は……

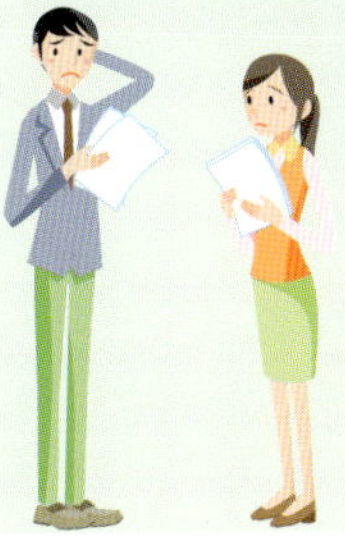

事後処理に追われたり、地道な作業を押し付けられがちなため、本人の能力よりも「勝手な人」「自己中心的」といった面に目が向いてしまいます。

ものを探してばかりいる

ＡＤＨＤによる「忘れっぽさ」は、さまざまな要因から起こってきます。

まず、集中力が途切れやすく、人の話を聞いていられないという特性は、人との約束など大切なポイントを忘れやすいという困りごとにつながります。

それには、「ワーキングメモリーの不具合」が関係しているといわれています。

ワーキングメモリーとは、一時的に必要なことを記憶しておく仕組みのこと。作業に必要なものを一時的に入れておく整理箱のようなものをイメージするとわかりやすいでしょう。

ＡＤＨＤのある人では、この整理箱に不具合があり、必要な記憶をとどめておけず、しかも整理もうまくいかないと考えられています。情報が混乱してしまうために、必要なことをすぐに思い出せない、忘れてしまう、といったことが起こるのです。

子どものころのことなど長期的な記憶にはあまり問題がないにもかかわらず、現在進めている仕事や、聞いたばかりのことなど「今、動いている情報」ほどすっぽり抜けやすいのです。

なお、整理整頓が苦手で部屋が散らかりがちという困りごとも、忘れ物が多いという特性に拍車をかけてしまいます。散らかっているところにものをひょいとどこかに置いて、その場所を忘れてしまうためです。

整理整頓は、何をどこに置く、使ったら元の場所に戻すといった地道な作業のくり返しです。また、掃除は物を元の場所に戻し、ごみは分別し、服なら洗濯・クリーニングに出すなどの対応も決め、時間があればぞうきんがけをする……といった具合に段取りが必要です。

ＡＤＨＤのある人にとって「忘れ物や探し物が多い」のは困りごとが積み重なった結果でもあるのです。

用語解説　ワーキングメモリー　今まさに進行している作業に関連して入ってくる情報を整理したり、一時的に保管しておく働きで、「作業記憶」とも呼ばれる。

忘れ物もなくしものも多い

置いた場所をすぐに忘れてしまう

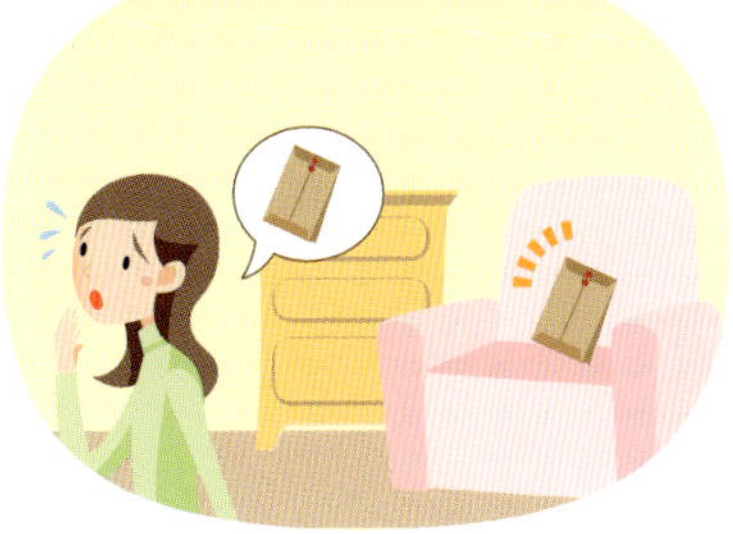

無意識に置いてしまい、どこに置いたかわからなくなる。

もともと片付けが苦手

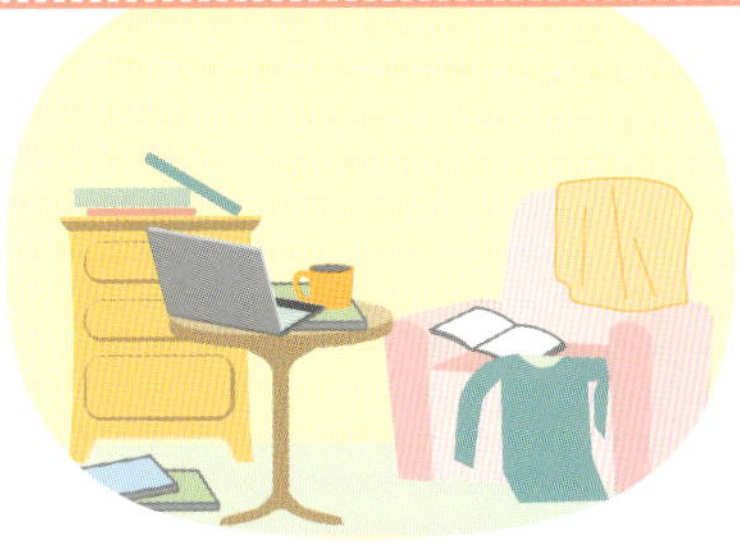

「毎日少しずつ片付けて、きれいな状態をキープする」ことが難しい。

なくすだけでなく探すのも苦手

探すことに集中できない

目についたものに夢中になって、もともと何を探していたかを忘れてしまうこともしばしば。

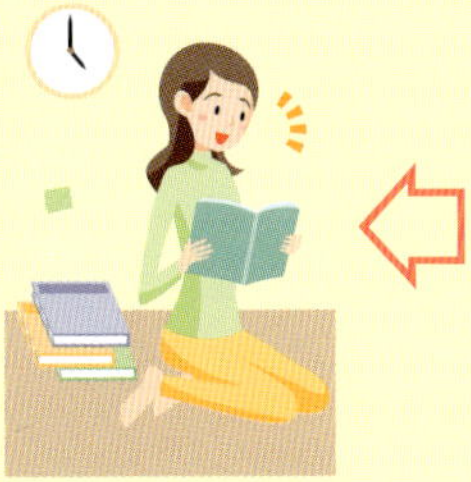

何か別のものを見つけると、それに気を取られます。刺激に弱く、集中力が途切れてしまうのです。

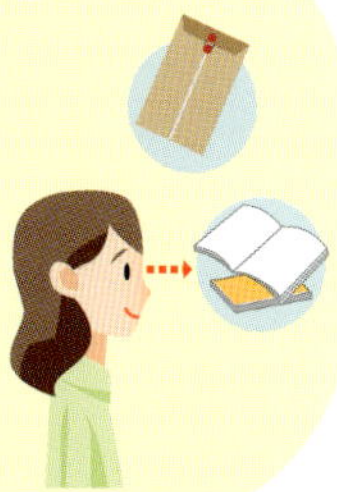

●「散らかった部屋」が「自分の状態」に見える

散らかった部屋が自分の状態を反映しているようで、自己嫌悪をまねきます。

●自分にはできないと自己嫌悪に陥る

整理整頓は、社会人として当然のことと思われています。ほかの人は普通にできることができない自分をふがいなく感じます。

「つい」やってしまう

ADHDの特性である「衝動性」は、大人になると「自制がきかない」という形で、いろいろな問題を起こします。

対人関係でもっとも大きな問題になるのは、「突然カッと怒り出す」ことです。ちょっとしたきっかけで、突然、周囲が驚くほどの勢いで怒り出すのです。怒り方も特徴的で、何の前触れもなく突然怒りを爆発させますが、その怒りは数分ほどでうそのようにケロリと治まります。ときには、本人は怒ったことすら忘れてしまうほどです。

本人にしてみれば、怒りをぶちまけただけなのですが、ぶつけられた相手はたまったものではありません。しかも本人がそのことを忘れたかのようにふるまうのが、相手をさらにいらだたせます。

また、考えるより先に行動に出てしまうため、言うべきではないことや、本音が口をついて出てしまうこともしばしば。

このようなことが続くために、親しい友人や家族との関係が悪化することがあります。また、仕事関係でも感情のコントロールがうまくいかないと、業務に支障を来すこともあります。

一方、行動面で自制が効かないと依存症などの問題に陥る危険があります。特に買い物やアルコール、ギャンブル、インターネットの依存症では、ADHDのある人は、そうではない人にくらべて、かかる危険性が高いことがわかっています。

ADHDによる「のめり込みやすさ」は、意志の強さ、弱さというよりも、「見通しを持つのが苦手」なことが関係していると考えられます。

依存症までいかなくても、「食べすぎ」「飲みすぎ」といったちょっとした不摂生もなかなかやめることができません。少しくらいなら大丈夫、自分はいつでもやめられるという見通しの甘さや妙な自信から、ずるずるとエスカレートしていくのです。

用語解説 **依存症**　アルコールや薬物、インターネットなどを使う時間（量）が増え、それらを制限されると強い衝動を感じたり、重い症状が起こる状態。

“つい”がトラブルを招く

つい言ってしまう、つい怒ってしまう

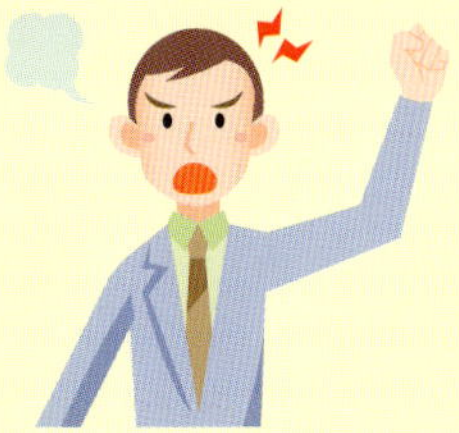

思ったことや感じたことを心にとどめておけません。特に突発的な怒りが特徴で、「導火線のない爆弾」ともいわれます。

対人関係が悪化しやすい

衝突が多く、トラブルを招きがち。特に怒りは小さなきっかけで大きな爆発を起こすなど、相手には理不尽さしか感じさせず、しこりを残します。

ついのめり込む

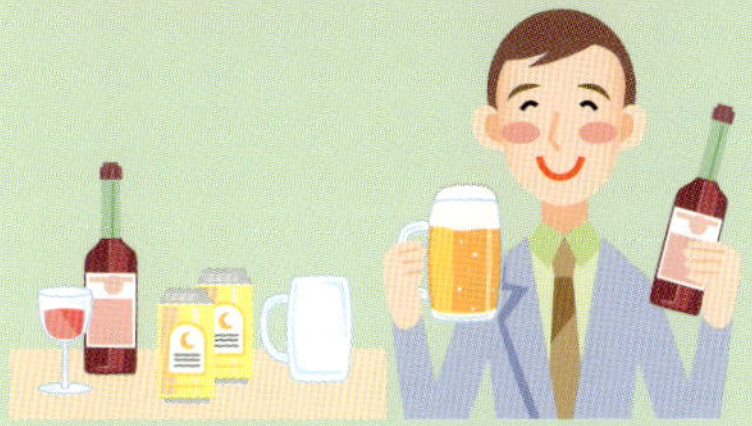

「まだ大丈夫」と思っているうちに、ほどほどのところでやめることができなくなってしまいます。

つい買ってしまう

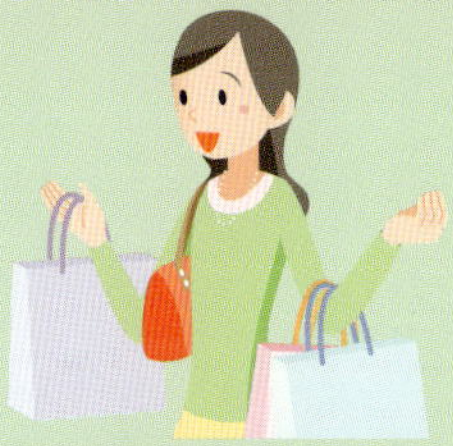

まさに「衝動買い」をくり返してしまいます。衝動を抑えられないことにものを買う楽しさが加わり、くり返しがちに。

日常生活に支障を来すことがある

衝動性が強く、欲求を抑えるのが苦手。買い物以外にもアルコール、ゲーム、インターネットなどさまざまなものにはまりやすく、生活リズムが崩れたり、お金がなくなるまでのめり込むことも。

自分のことばかり話してしまう

ＡＤＨＤのある人が、「人の話を聞く」ときに感じる困りごとは二つあります。

一つは、22ページのように、人の話を聞いている間に集中力が途切れてしまうこと。不注意の特性などが原因で、集中力を維持できないために起こります。

そして、もう一つが「ほかの人が話しているところに割り込んでしまう」クセです。聞き手に徹することができず、相手の話の途中で口を出してしまうのです。単なる相づちや、話の流れに関係することだけでなく、話の内容とは関係ない別の話をし出すこともしばしばあります。

一見「出しゃばりな人」のようですが、じつは「忘れっぽさ」を補うための自衛という面があります。相手の話を聞いているときに思いついたことがあったら、それを忘れないようにすぐに言おうとするのです。ＡＤＨＤがあると、一つのことをしながら同時に別のことをするのが苦手なため、「人の話を聞き、理解しながら、自分の言いたいことを心に留めておく」こともむずかしいのです。

しかも、話し出すと自分の話に夢中になって、相手の話を聞くのを忘れてしまうため、周囲の人にとっては、話の腰を折られた上に、自分のことばかり話す勝手な人という印象になってしまいます。

相手の話を最後まで聞かないことになるため、大切なポイントを聞かないままになることもしばしば。しかも、それに加えて集中力が途切れやすく、聞いた内容を忘れがちとなると、「人の話を聞けない」だけでなく「聞く気がない」と誤解される元になってしまいます。

人の話を聞くのは、人との関係を築く基本でもあります。人の話に割り込む、肝心なことを聞いていないとなると、周囲の人との関係がこじれてしまいます。

話している間にも忘れてしまう

言いたいことをすぐに言う

話したいことを思いつくと、相手の話の途中でもおかまいなしに割り込んでしまいます。

相手の話を聞くのを忘れる

話に夢中になると、もともと相手が話していたことを忘れ、話し続けてしまいます。

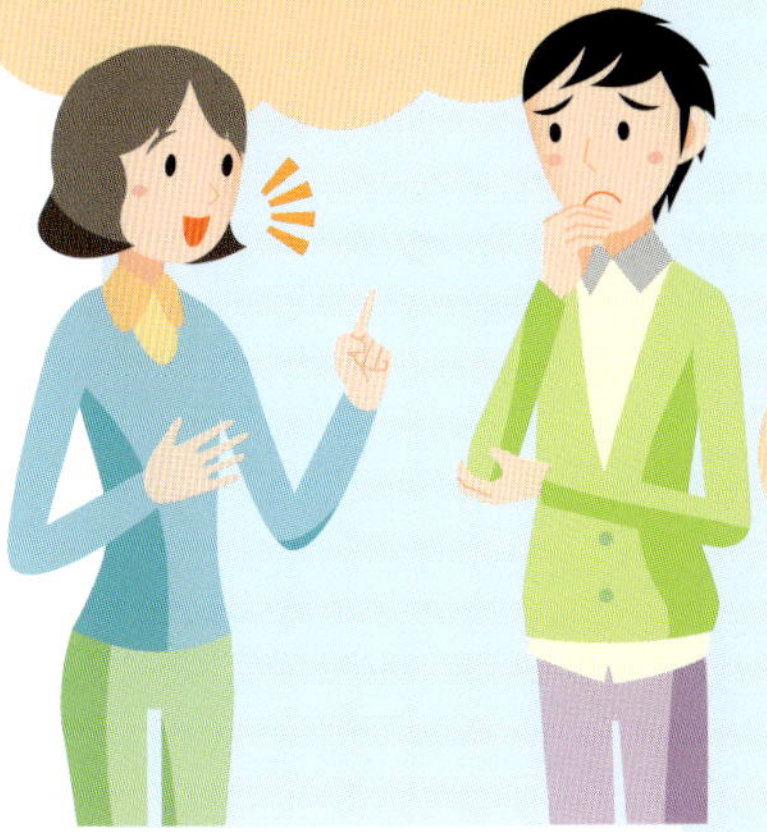

言われたことを忘れてしまう

相手の話の内容を忘れてしまったり、結局相手の結論を聞かないままになることもしばしば。

対人関係が悪化しやすい

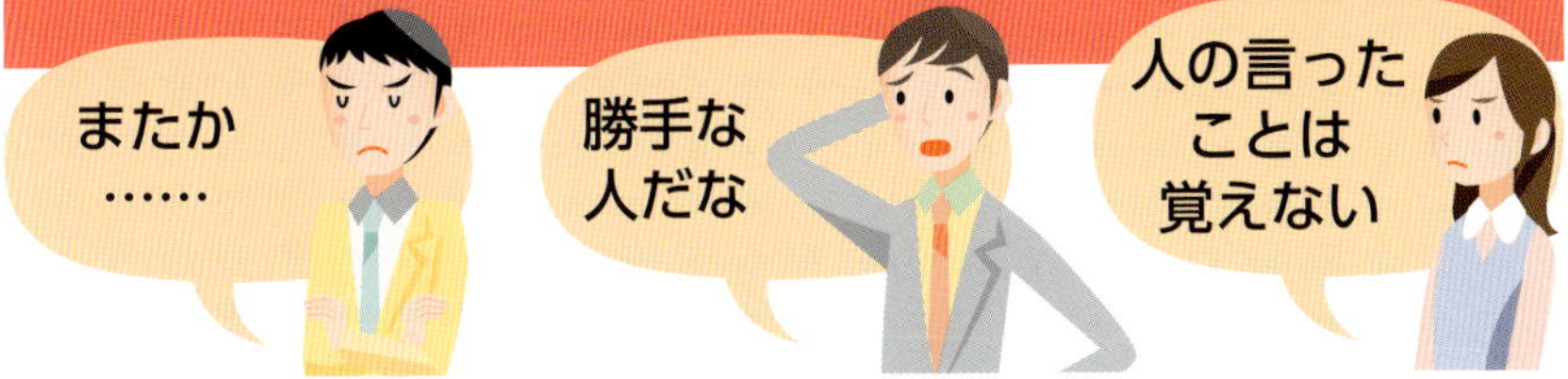
またか……
勝手な人だな
人の言ったことは覚えない

話に割り込まれるのが続くと、「この人は他人の話に興味がないのだな」「人の話を聞かない人だな」という印象を持たれやすくなります。

人の話をきちんと聞けないとみなされ、相手のことを考えない、協調性がない人などのマイナスイメージにつながります。

自分の話したいことばかり話し、人の話は忘れっぽいとなると、自分本位な人間だと思われてしまいます。

時間を守れない

忘れるのはモノだけではありません。人との約束をすっぽかしたり、時間を守れないのも、ＡＤＨＤがある人に多い困りごとです。

大人のＡＤＨＤで、時間が守れないことで困る場面は大きく分けて2種類あります。一つは、24ページのように、仕事などの締め切り・納期が守れないことです。

もう一つは、友人との待ち合わせなどの時間が守れず、遅刻が多いこと。

もともとの忘れっぽさから、約束そのものを忘れてしまうこともあります。また、そこまでいかなくても、ふだんの生活の中での「時間を守る」ことも、ＡＤＨＤのある人にはむずかしいことがあります。たとえば、支度にかかる時間を甘く見てしまう「見通しの悪さ」、早めに家を出れば時間に余裕を持って到着できるのに、突然ほかのことが気になって結局ギリギリになってしまう「先送りのクセ」など、いろいろな特徴が相まって時間が守れなくなってしまうのです。

生活リズムの乱れが、遅刻につながることもあります。ＡＤＨＤのある人は、ゲームにのめり込んだり、見始めたテレビを消せず、つい夜中まで見続けたりと、不摂生な生活になりがち。おのずと朝起きるのが遅くなり、登校や出勤が朝ギリギリになったり、朝の約束に遅れたりする危険性が高くなります。

また、「時間を守るのが苦手」「締め切りを守れない」などの困りごとの背景に、「妙な自信」がかくれている場合があります。「なんとかなるさ」という楽観的な考え方といえば聞こえはよいのですが、「自分なら何とかなる」「運が味方してくれる」などとの、根拠のない自信を持ってしまうのです。それが見通しの甘さと相まって、結局締め切りに間に合わないという事態に陥ります。

時間の見通しをまちがえやすい

1 単純に忘れっぽい

待ち合わせの時間を間違えたり、そもそも待ち合わせ自体を忘れてしまったりといった「うっかり」も。

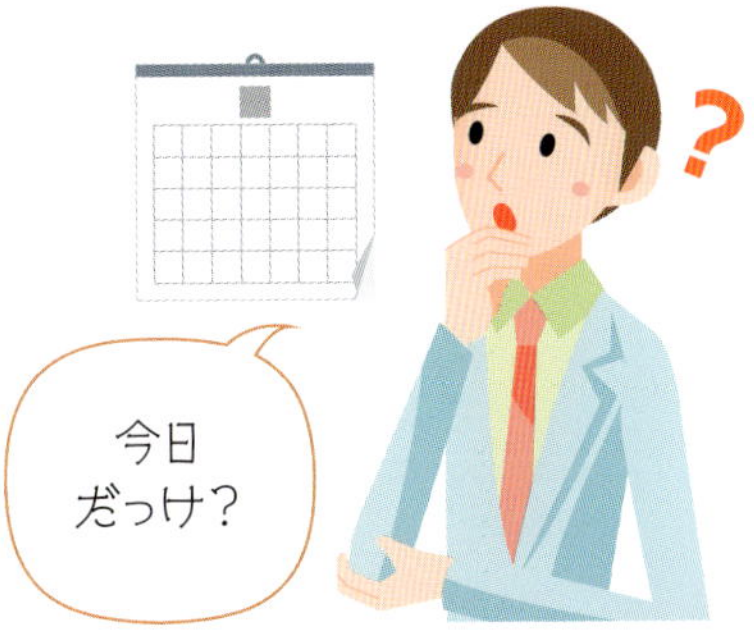

2 時間を見通せない

準備にかかる時間や移動時間の見落としが甘く、時間ギリギリになることもしょっちゅう。

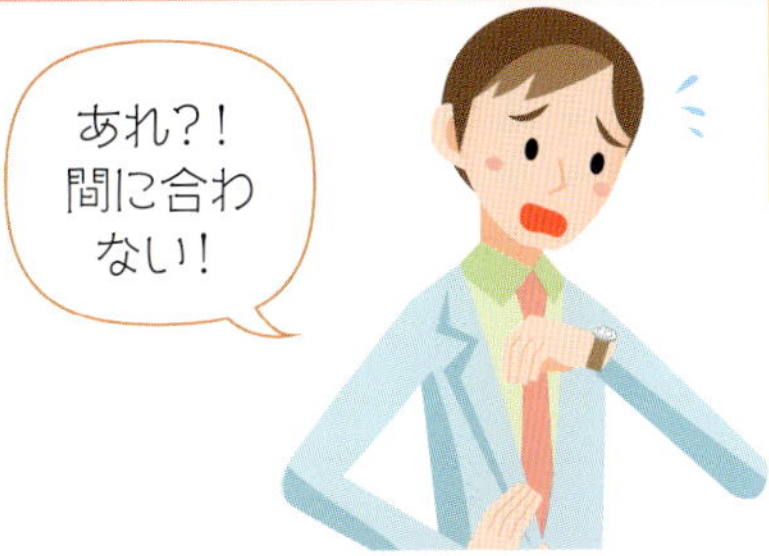

3 妙な自信を持つ

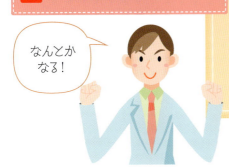

時間がない場面で、通常4時間かかることを「3時間で終わらせられる」「今日は運がいいからすぐ終わる」など、根拠のない自信を持ってしまうことがあります。

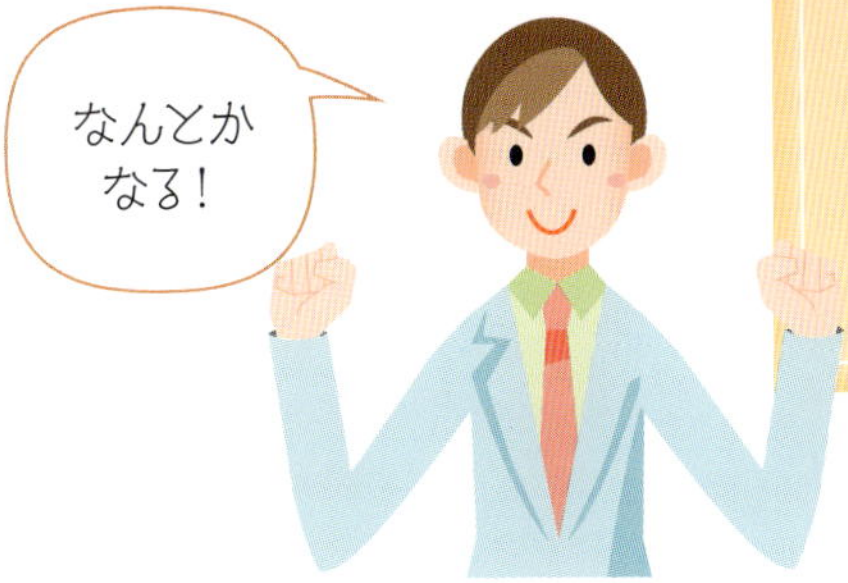

家庭内もトラブルが起こりやすい

ＡＤＨＤのある人は、本人に悪気がなくても、周囲の人との関係が悪化しやすいもの。もっとも身近な人――家族とのトラブルも、ＡＤＨＤの人に多い困りごとです。

夫婦でパートナーにＡＤＨＤがある場合、そうでない場合にくらべて、離婚率が約2倍にもなるというデータがあります。しかも、結婚している期間も、ＡＤＨＤのない人にくらべて短い傾向があります。

妻がＡＤＨＤの場合は、掃除や家事が苦手なことを周囲から責められたり、自分自身が落ち込んだりといった問題があります。ただ、医療機関を受診するのはＡＤＨＤのある夫が妻に勧められてくるケースのほうが多いようです。夫にＡＤＨＤがあると、家族の予定もお構いなしに出かけようと思い立つ、家事や掃除に協力しない、人の話は聞かないし突然火が付いたように怒る…といった具合で、夫婦関係がギクシャクすることが多く見られます。

一方、ＡＤＨＤのある親子関係では、また別の問題が出てきます。親が子どものころに、ＡＤＨＤの特性のために周囲から否定される経験を重ねていたり、自分に自信を持てないでいると、いざ自分が親になったときに、わが子をほめたり、認めたりする接し方がわからなくなってしまうのです。

なお、もともとＡＤＨＤの傾向は家族間で表れることが多く、親子で似たような特性が出るのはめずらしいことではありません。子どもが学校などで「ＡＤＨＤの疑いがある」と指摘され、親がＡＤＨＤについて調べたところ、自分自身の特性に気づく……ということはよくあります。

このようなケースでは、家族全員でＡＤＨＤについて学び、理解することで、子どもの特性を受け止め、家族全員で対策を立てるなどプラスの循環ができてくることもあります。

夫婦関係・親子関係がギクシャクする

妻がADHDの場合

- 家事が滞りがち
- いつも家の中が散らかっている

など

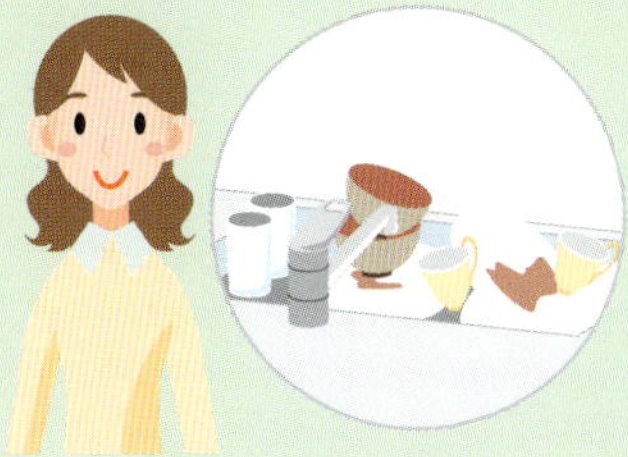

夫がADHDの場合

- マイペースすぎる
- 父親としての役割を果たさない
- 家のことをしない

など

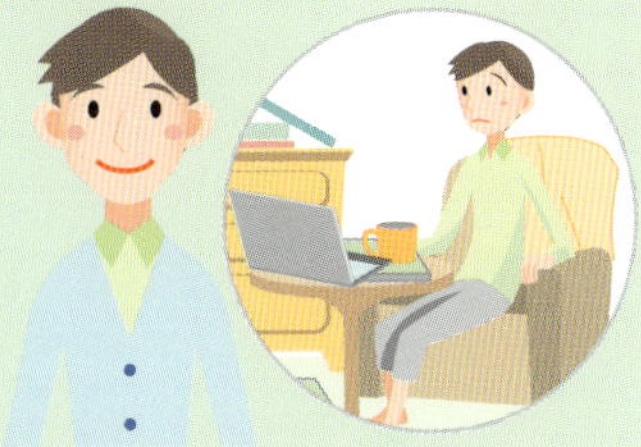

親がADHDの場合

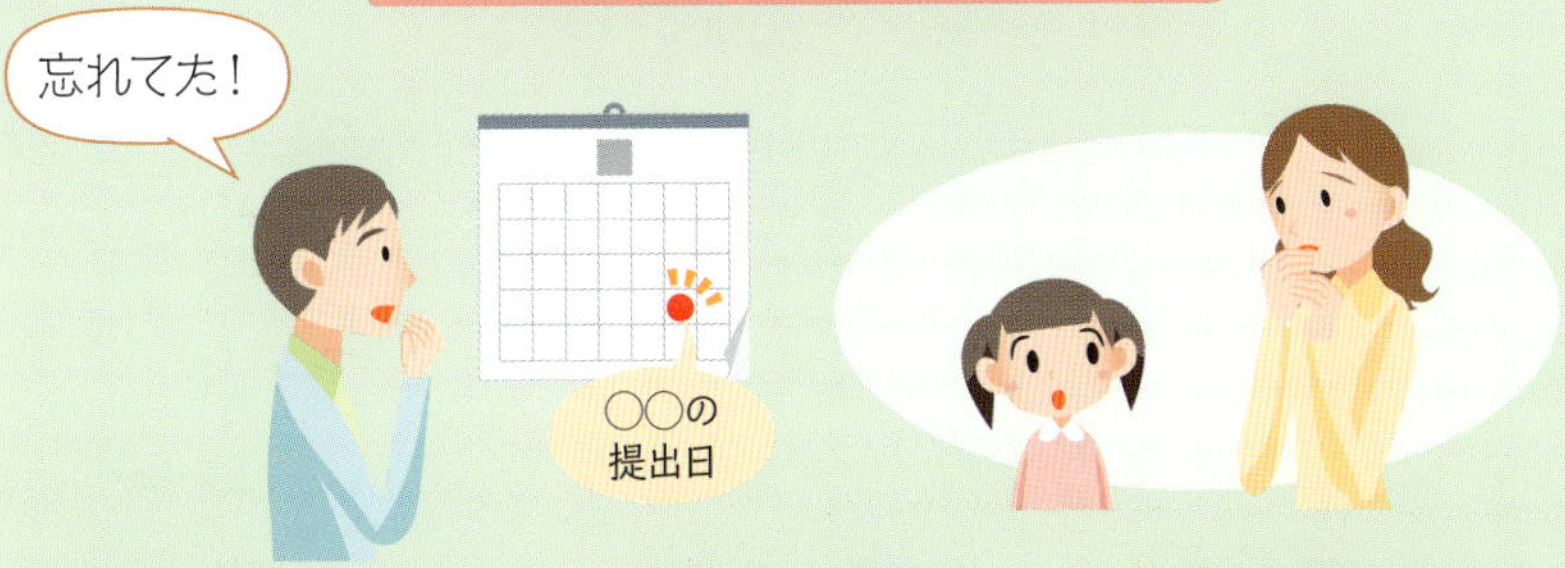

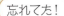

- 「うっかり忘れ」も多い

プリント提出や集金の締め切り、お弁当持参の日などをうっかり忘れるなど「養育に問題あり」と誤解されることも。

- 一貫した態度をとれない

子育てやしつけは毎日続けるものですが、コツコツ続けるのが苦手なために、子どもへの対応が場当たり的になりがち。

- 適切な接し方がわからない

親自身が「自分を認めてもらった」「受け入れてもらった」という経験が乏しいと、子どもを受け入れるような接し方がわかりません。

つらいのは、こんなとき

周囲から「反省していない」と思われる

締め切りを破る、段取りをうまくつけられない、忘れものをする……こんな失敗は誰もが一度や二度は経験するものです。しかし、多くの人は「次はもう少し早く取りかかろう」「忘れ物をしないよう気をつけよう」と気を引き締め、対策を立てて失敗を減らしていくものです。

もちろん、ＡＤＨＤのある人も同じです。次は同じ失敗をしないように自分なりの対策を立て、実際に特性をカバーしている人はたくさんいます。

ただ、自分の特性をしっかりわかっていないと、対策がしっかり活かせないことも多いもの。たとえば忘れものをしないようにメモをつけても、そのメモを見るのを忘れる、場所を決めないのでメモを置いたところを忘れてしまう……といった具合で、一般的な「もの忘れ対策」だけでなく、自分により適した対策に工夫する「プラスα」が必要な場合がよく見られます。

また、小さな仕事を安易に引き受ける、やらなければならない仕事より先に別のことを終わらせるというクセが一時的な達成感を生み、先延ばしの焦燥感を紛らわせるなど、ＡＤＨＤの特性がほかの特性を隠し、事態を悪化させるという悪循環に陥っていることもあります。

ミスをくり返す本人に対して、周囲の人は「やる気がない」「反省しない」など、気の持ちようを責めがちです。しかし、ＡＤＨＤのある人は、自分自身に「なぜできないのか」というもどかしさを抱えているものです。そもそも、ＡＤＨＤによる困りごとは、やる気の問題ではありません。気の持ちようで改善できるものではないのです。

本人も、周囲も「やる気」に目が行きがち

周囲の人は

- また同じミスをしている
- 意志が弱い人だなあ
- 自分で考えればわかるはずなのに

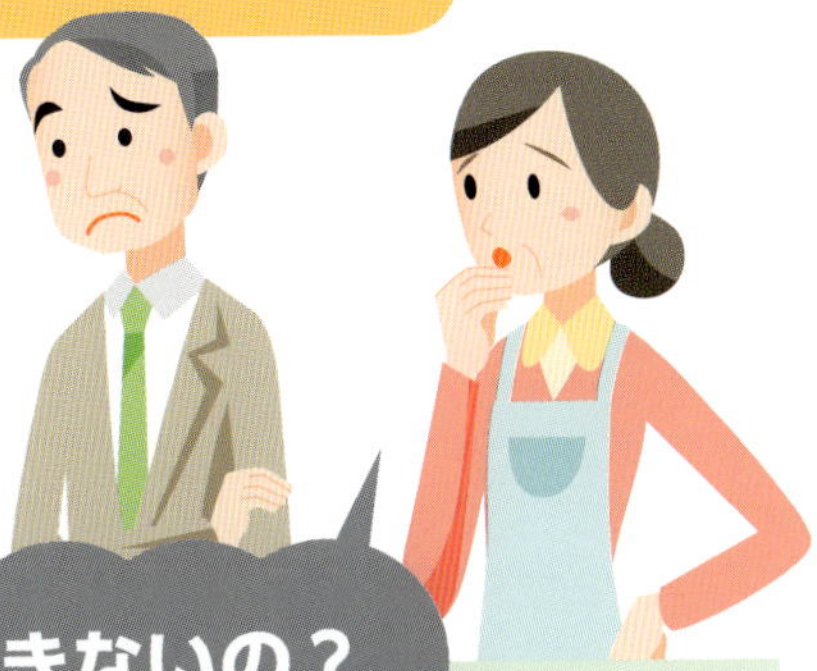

どうしてできないの？

本人は、周囲が思う以上に、できない自分をふがいなく感じているのです。

がんばっているのに不本意な状況が続き、不安やうつうつとした気持ちに陥ります。一方で、認めてもらえないことに怒りを感じたりすることもあります。

本人が気づいていない原因

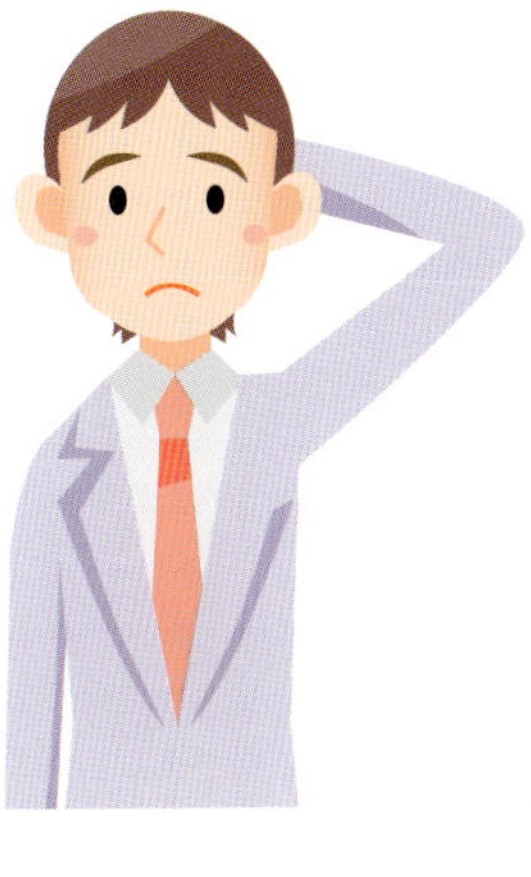

- ADHDの特性は気の持ちようだけではコントロールできない
- 自分なりの対策が効果的ではないことに気づかない
- 困りごとと自分の特性に即した対策を、具体的に考えていない

経歴とのギャップに苦しめられる

ＡＤＨＤのある人は、もともと能力があっても、学生時代、特に高校・大学などの高等教育になるほど、留年や中退、退学を余儀なくされたりといった問題が出てきます。アメリカで行われた調査では、ＡＤＨＤのある人は、そうでない人にくらべて高校を中退する割合が4倍にもなるというデータも出ています。

一方、ＡＤＨＤの特性が軽い場合は、保護者や教師などのサポートも受けつつ学校生活ではあまり不都合もなく乗り切れます。

ＡＤＨＤのある人は、思春期以降は対人関係がうまくいかなくなるケースも多いのですが、学校での評価は最終的には点数などで表されることが多いため、努力が報われやすく、また対策も立てやすい環境です。

ところが、学校ではそれなりにがんばれていた人が、社会に出て仕事を始めると、「努力だけでは評価されない」「対人関係が業務に関わってくる」など、それまでのやり方では対応できなくなります。しかも、今までは努力の指標として励みにしていた点数や偏差値などが、社会に出ると「〇〇ならこのくらいできて当たり前」という基準に変わってしまいます。

本人にとっては、今までしていた方法が通用しなくなるショックとともに、「学歴や経歴は立派なのに、こんなこともできない」という周囲からのプレッシャーにさらされるという二重の重荷を負うことになるのです。

このような経歴とのギャップや、それによる周囲の人との摩擦も、ＡＤＨＤの人が感じるつらさの一つ。周囲の人に受け入れてもらえない、認めてもらえないことが、ＡＤＨＤの特性とは別に、心に重荷を負わせ、うつや不安障害といった二次障害を招く危険性を高めます。

用語解説 二次障害　元に発達障害（一次障害）があり、それによるストレスや自己否定感などから起こる不安障害、うつ病、精神症状などのこと。

学業と仕事の差は大きい

子どものころは……

がんばれば結果を得やすい

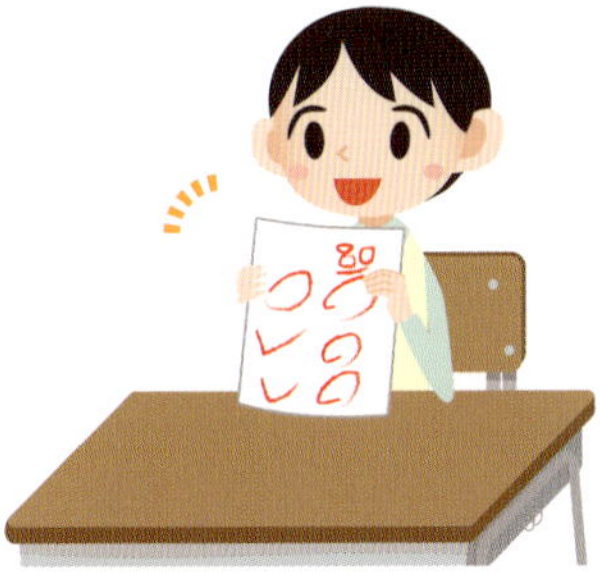

不注意の特性があっても、集団生活では目立ちにくいため、ADHDと気づかないまま過ごすケースがほとんど。忘れ物やケアレスミスはあっても、がんばり次第で成績はキープできます。

仕事になると……

努力以外の要素が大きくなる

仕事は答えのない問題に取り組むようなもの。ほかの人と協力したり、事務処理・経理処理など、苦手なことや、今まで経験したことのないこともこなさなければなりません。

＋

ADHDの特性でつらい思いを重ねる

経歴と現在の状況を比べられたり、能力の偏りなどで責められる経験が積み重なってきます。

↓

さまざまな二次障害が起こってくる

- うつ症状
- 不安障害
- 精神的な症状

失敗が多く、周囲から認められない状況では、自分に自信をもち、前向きになることはなかなかできません。否定的な気持ちから、うつ病や不安障害に陥るケースも。

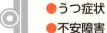

ＡＤＨＤにはこんな魅力がある！

特性は「なくすべきもの」ではない

効率を最優先する風潮や、「みんなが同じこと」を良しとする同調圧力の強い社会では、ＡＤＨＤの特性があると、なにかと苦労する場面が多くなりがちでしょう。

でも、ＡＤＨＤの特性は見方を変えれば大きな長所や魅力にもつながります。

まず、ＡＤＨＤのある人はよく〝アイデアが豊富〟といわれます。会議が行きづまったときや壁に当たったときにも、今までの流れにとらわれない新しい考え方をできるのは大きな魅力です。

また、ＡＤＨＤのある人は、地道な作業やコツコツ続ける長距離ランナー型の仕事こそ苦手ですが、フットワークが軽く、チャレンジ精神があり、瞬発力が必要な場面では力を発揮します。

よく適材適所と言いますが、ＡＤＨＤのある人は、自分に適した仕事や状況になれば、大きな力を発揮できます。必要なのは、ＡＤＨＤの特性をなくしたり、治したりしようとすることではなく、特性を個性として活かす場所であり、困りごとを減らすための対策なのです。

ただし、ＡＤＨＤの特性を活かせる職業に最初からついているのは幸運なケース。一般の企業では、ＡＤＨＤの特性を活かせる部署がそもそも少なく、調整がむずかしいことが多いのが現実です。それでも、本人が自分の特性を理解し対策を立てるとともに、周囲が適切にサポートすることで、多くの問題は解決できるものです（４章参照）。

大切なのは、本人も周囲も、ＡＤＨＤについて正しく知り、受け入れること。特性を個性として認めることが大切です。

特性は長所につながる

特性は個性・長所でもある

ADHDの特性は、本人の考え方や行動の元になるもの。つまり、個性であり、見方によっては困りごとではなく長所に変えられます。

- アイデアが豊富
- 好奇心旺盛
- 新しいことに気づきやすい

「考えがまとまらない」といえばマイナスポイントですが、「アイデアが豊富」といえば長所に。気移りしやすいのは、好奇心が旺盛で新しいことへのアンテナが敏感な証拠なのです。

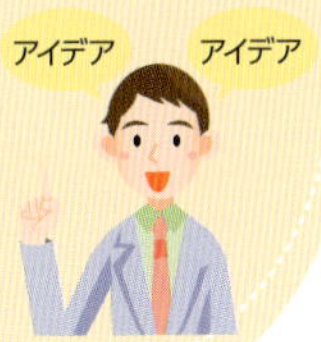

- フットワークが軽い
- チャレンジ精神がある
- 瞬発力がある

必要だと思ったらすぐに行動にうつせます。行きづまった局面で風穴を開けるきっかけをつくる場合もしばしばあります。

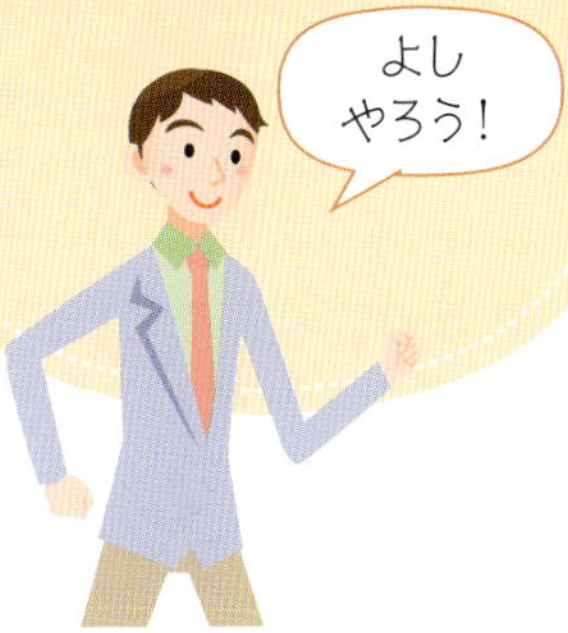

- 切り替えが速い
- 根に持たない

感情的になってもすぐに収まり、引きずりません。気持ちの切り替えが早い点は、さっぱりしているという長所にもなります。

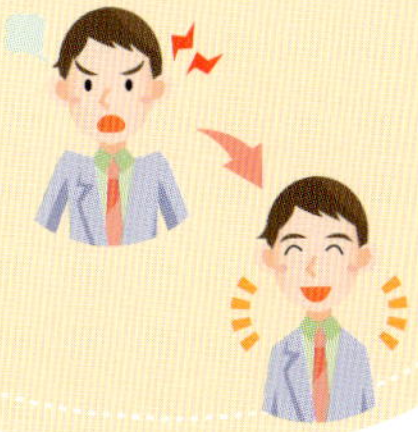

特性を変えるのではなく、行動を変える

特性はその人の個性でもある。特性が「困りごと」にならないよう行動パターンを変えたり、対策を立てたりして、「自分が輝けるとき」を作ろう。

CASE1 昇進して2度目の壁にぶつかったAさん

仕事に追われて、ミスをくり返す

Aさんは、大学を卒業したあと、予備校の事務職員として就職しました。すぐに配属されたのが経理部だったのですが、Aさんにとってはまったく未知の業務だったうえに、細かい数字のチェックや、入力作業など、苦手な作業が続き、たいへんな思いをしたといいます。

最初に仕事内容の説明は受けるのですが、なかなか理解できず、何をすればよいのかもわからないまま、見よう見まねで毎日の業務をこなしていました。

目先のことを処理するので精一杯だったため、仕事の内容をあとから振り返って、疑問点を解消したり、よりよい方法を検討したりする余裕もありません。その結果、同じようなミスを何度もくり返してしまいます。

また、デスクの上がいつもごちゃごちゃで、必要な伝票や書類をなくしてしまうこともありました。探し物に時間を取られたり、書類が見つからずに業務が滞ることもありました。

上司のリーダーシップがあだに

4年後、今度は総務部に異動になります。そこでも、Aさんは作業が遅く、締め切りギリギリになることもしょっちゅうでしたが、周囲のサポートもあり、何とか進めることができました。

また、Aさんにとっては幸運だったのが、上司が交代したことでした。それまでの上司は細かい業務は部下に任せるタイプでしたが、新しい上司は細かい指示を出すリーダーシップの強い人でした。

そのため、業務全体を把握するのが苦手で自分で判断することが苦手だったAさんにとっては、非

ADHDのある人が仕事でぶつかる2つの壁

第一の壁

就職直後に第一の壁にぶつかります。学校ではなんとかこなせていても、仕事として求められる水準が上がると、問題が起こってきます。

ほかの人と打ち合わせをして、協力して作業する

新しい仕事を覚える

時間の管理が厳しくなる

同僚、上司、取引先など人間関係が複雑になる

ルーティーンワークが増える

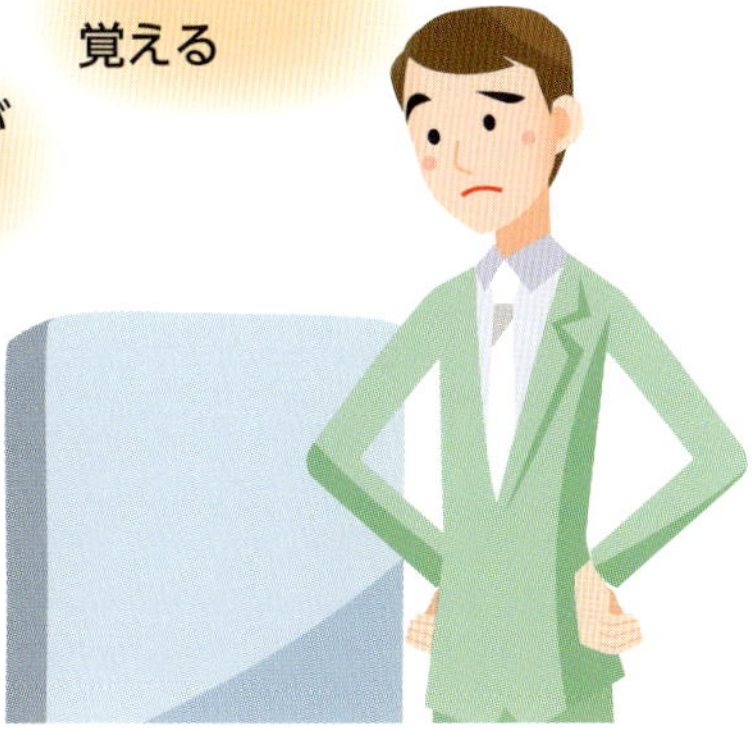

第二の壁

昇進すると、第二の壁にぶつかります。周りのサポートを受ける立場から、部下をフォローし、サポートする立場に回るため、負担が大きくなります。

自分で判断して指示を出す

人の業務内容を管理する

報告書などをチェックする立場になる

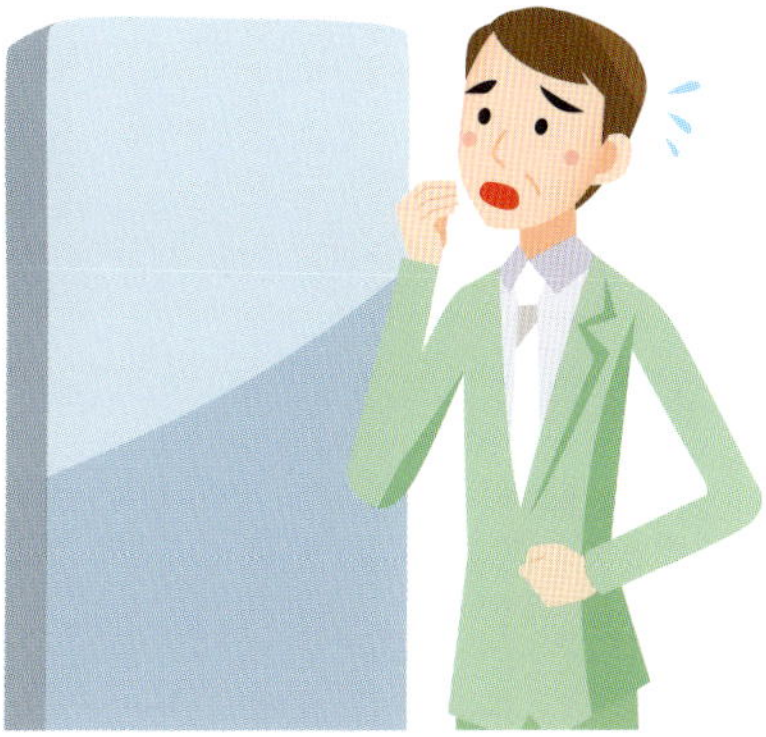

常に働きやすい状況になったのです。

ただ、そのためにAさんはただ言われたままに仕事を進め、終わった内容をふり返って検討することをまったくしなくなってしまいます。

長く働いても仕事の進め方が身につかず、後で同じような業務を担当しても自分で判断できず、クヨクヨ考えてぎりぎりになってから上司の指示を受けてなんとか進める——というやり方をくり返すようになりました。

自分が上司になると、やり方がわからない

30代後半には、Aさんは課長に昇進し、再び経理部に配属されます。経理部の仕事の流れはなんとなくわかってはいましたが、今度は管理職として複数の部下のフォローをすることになり、第二の壁にぶつかります。

ケアレスミスはあいかわらず多く、思い込みで仕事を進めてしまい失敗することもありました。


今まで上司の指示に従っていたので、いざ自分が上司の立場になってみると、部下に対して自分の判断で指示を出すこともできません。部下の不満が募り、次第に課内の雰囲気が悪くなり、業務に支障を来すようになります。

課長になって2年後、とうとうAさんは上司から、精神科を受診し、病気が隠れていれば治療を受けるよう指示されます。

Aさんは休職し、いくつかの精神科を受診し、そこから発達障害の専門外来を紹介されました。

発達障害の外来では「業務上の段取りが取れず、計画的に物事を進められない。物忘れが激しく、なくしものも多い。打ち合わせも苦手で、部下からの報告がよく理解できない」といった現在の困りごとや、子どものころの状況などを総合的に判断した結果、やっとADHDの診断を受けました。

現在は、治療を受けながら職場復帰の準備を進めています。

第2章

検査と診断

困りごとを減らすには、正しい診断が欠かせません。大人のADHDかもしれないと思ったときの相談先から、診断までの流れをくわしく解説します。

悩んだときはどこに相談する？

「精神科」「心療内科」などが専門

ＡＤＨＤをはじめとする発達障害は、精神科（精神神経科）や心療内科で診察しています。

精神科は〝心〟の病を診療するイメージがありますが、心の働きは脳の働きでもあります。発達障害は脳の働きの一部に偏りがあるために起こると考えられており、精神科で治療やケアを行います。

精神科を受診することに不安を感じる人もまだ多く、心療内科を受診するケースもあるようです。心療内科は、心の不調が体の不調となって現れるケースを専門にみる診療科で、精神科に近い部分もありますが、厳密には内科の領域です。

ただ、大人のＡＤＨＤでは、あとでくわしく取り上げるように、うつ病や不安障害などを起こすケースが少なくないため、うつ病として治療を受けていたり、あるいは体のさまざまな不調から心療内科にかかっている人も多いと考えられます。

ＡＤＨＤは、長らく子どもに特有のものだと考えられていたため、大人のＡＤＨＤにくわしい医師は精神科医のなかでも多くはありません。そのため、うつや不安障害の根本にあるＡＤＨＤが見逃され、そのために回復がはかばかしくないケースがかなり多いのではないかといわれています。

最近はメディアなどで大人の発達障害が取り上げられるようになり、それらを見て「自分も発達障害ではないか」と受診するケースが増えています。そのように受診する人が実際にＡＤＨＤである率はかなり高いのです。ＡＤＨＤの特性のある大人が意外に多いことや、受診数が増えていることから、今後は、大人の発達障害の治療を行う医療機関が増えることが期待されています。

用語解説　**不安障害**　強い不安感や緊張感のために、日常生活がままならなくなる状態。不安を感じる対象によって「社会不安障害」「パニック障害」などに分けられる。

精神科や精神神経科で相談する

○

精神科（精神神経科）

メンタルクリニック

など

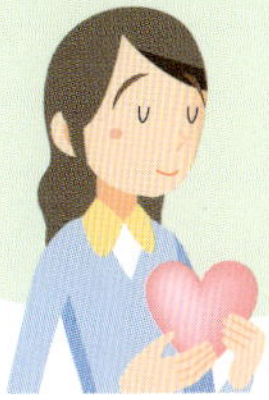

心の不調を専門にみる

うつなどをはじめとする心の不調のほか、発達障害の診断や治療を行います。

ただ、大人のADHDについてはまだくわしい医師や専門医が少ないため、受診する際はインターネットで専門を調べたり、地域の発達障害者支援センターなどに問い合わせるのもよいでしょう。

体の不調をみる

心療内科は、心の不調が体のトラブルを起こしているケースを専門にみます。

ADHDの二次障害として起こるうつ病や不安障害の治療を行っているケースも多いようです。

△

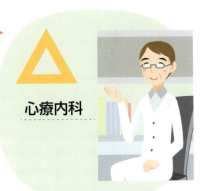

心療内科

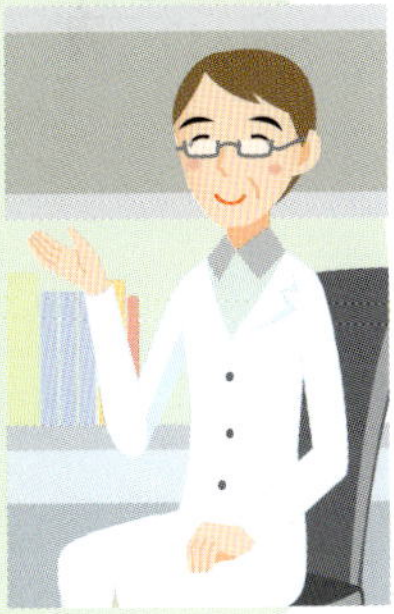

×

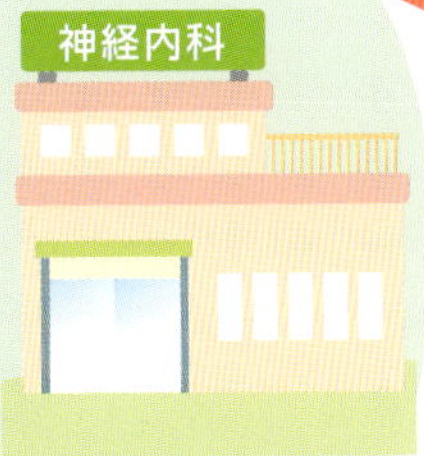

神経科

神経内科

名前は似ているが専門が異なる

神経内科とは、脳や神経、脊髄などの病気を専門にみるところ。パーキンソン病や体のふるえなど神経系の病気の治療を行っています。

ただ、医師によっては心の病気を含めて診察しています。

どのように診断するの？

まずは自分のことをまとめよう

ＡＤＨＤの診断には、本人の子どものころの症状（困りごと）や、成長の過程での症状の変化、対人関係といった経過を知ることが不可欠です。現在、精神科で広く使われているアメリカの診断基準「ＤＳＭ－５」でも、ＡＤＨＤの診断には、最低限「症状が12歳以下から続いていることが確認できること」と決められています。大人になってから急に症状が発現した場合は、ＡＤＨＤ以外の病気を疑う必要があります。

自分の記憶だけでなく、身近な人にも話を聞いて、自分が小さいころどのような子どもだったか、周囲の人からどんな印象を持たれていたか、自分自身が困っていたことなどをまとめておくと、診断の際の参考になるでしょう。親や兄弟など、子どものころの様子を知る人にあらかじめ話を聞いておいたり、診察時に、一緒に来てもらうのもよいでしょう。

子どものころの様子を記録してある学校の通知表や、育児日記なども参考になることがあります。家族が日記をつけているなら、当時の本人の様子が書かれている場合もあります。

とはいえ、ＡＤＨＤの特性は家族内で引き継がれることがあります。親子で同じ特性を持っている場合は、ＡＤＨＤの特性があらわれていても、問題として認識されていない可能性もあります。家族以外の人から指摘された問題のほうが参考になる場合もあります。

本人が仕事をしている場合は、職場での困りごとから上司に受診を勧められるケースがあります。そのようなときは、信頼できる上司や同僚に職場での様子を書いてもらうとよいでしょう。

用語解説 DSM-5　「精神疾患の診断・統計マニュアル第５版」のこと。アメリカ精神医学会による診断基準で、日本でも診断の際に参考にされることが多い。

子どものころの話が重要

受診するときには親や身近な人に来てもらう

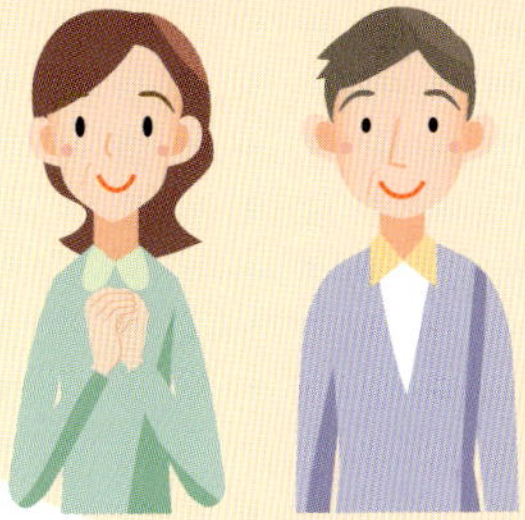

ADHDの診断には、子どものころから特性があらわれていることの確認が欠かせません。診察には、親など子どものころの様子を知る人に来てもらうと、診断の助けになります。

通知表などを持参する

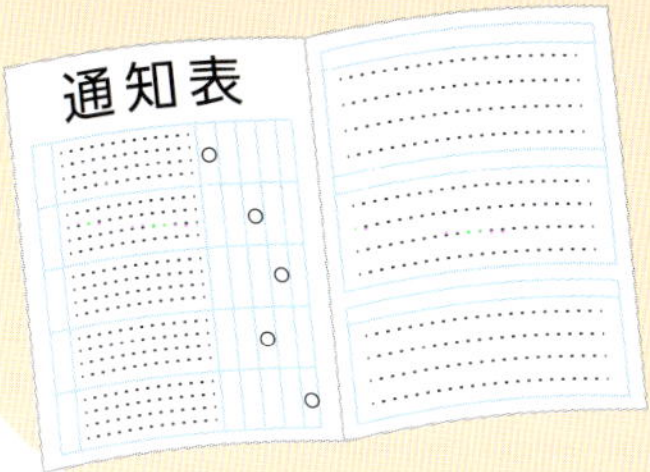

通知表や育児日記など、当時の様子を記録してあるものがあると、診断の助けになることがしばしば。特に通知表は、学校の先生という第三者が客観的に記録したものなので、診断の参考になります。

現在困っていることをまとめる

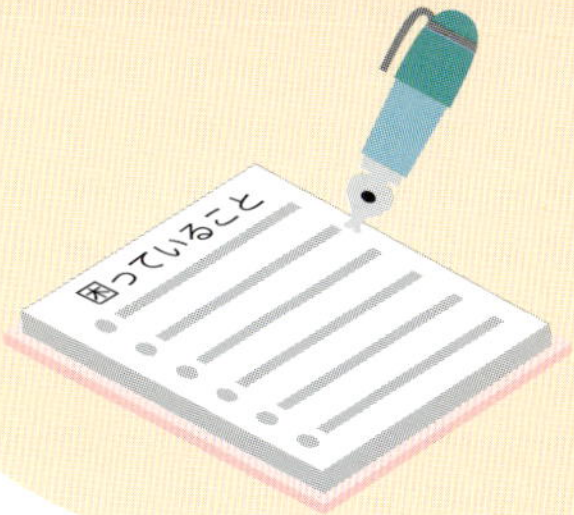

ADHDの診断・治療は、困りごとを減らし、日常生活の苦痛を軽くすることを目指します。自分が今困っていることや、どうしたいかを考えるのも重要。医師に話しやすいように、メモにまとめておきます。

問診は大切な検査

診察では、子どものころから現在までの経過をていねいに伝えましょう。ＡＤＨＤを診断するためには、特性がどのくらいたくさんあらわれているか、それによってどのくらい日常生活に支障が出ているかを参考にします。

また、過去のことだけではなく、現在の状況もしっかり伝えましょう。とくに、ＡＤＨＤの特性があると、一つのことに集中できず注意が散漫になったり、物事を計画的に進められなかったりするため、整理整頓やそうじ、スケジュール管理が苦手です。このあたりは、本人だけでなく、一緒に住んでいる家族からの情報が役立ちます。本人に問題意識がなくても、「しょっちゅうものをなくす」「いつも待たされる」など、家族の困りごととして出ている場合もあるためです。とくに女性の場合は、料理やそうじといった家事がうまくできないことが、本人にも周囲にも大きな問題になりがちです。

また、ＡＤＨＤの特性から、二次的にうつ病や不安障害に陥っている場合は、直近の変化も重要な情報。「寝つきが悪くなった」「体がだるい」などの体調の悪化がうつのサインである場合もあります。

自分のことを伝えるのは、診断のためにはもちろん、治療の基礎となる医師との信頼関係を築くという重要な側面もあります。

診察中に、本人がどのようなふるまいをするかも、医師にとっては情報の一つ。ＡＤＨＤの特性があると、身の回りの刺激に注意がそれやすいために視線が落ちつかず、キョロキョロしがち。「目を合わせない」「視線が泳ぐ」といった行動パターンが出てきます。

多動性は、大人の場合はあまり表立っては出てきませんが、貧乏ゆすりや、手の動きなどが見られる場合があります。必要以上に話す、話に割り込むなどの衝動性が見られるケースもあります。

問診で伝えるポイント

改善したいこと

現在困っていることを、率直に、具体的に伝えます。

子どものころの困りごと・特徴

「忘れ物が多かった」「よく遅刻した」など、幼少時の行動パターンや、困りごとを伝えます。

体調の変化

不眠など体調の変化があれば伝えます。また、ADHDの特性から、生活リズムの乱れやアルコール依存などのトラブルも起こりやすくなります。

家族が困っていること

本人は困っていなくても、家族が困っている場合も。家族から見た本人像も診断の参考になります。

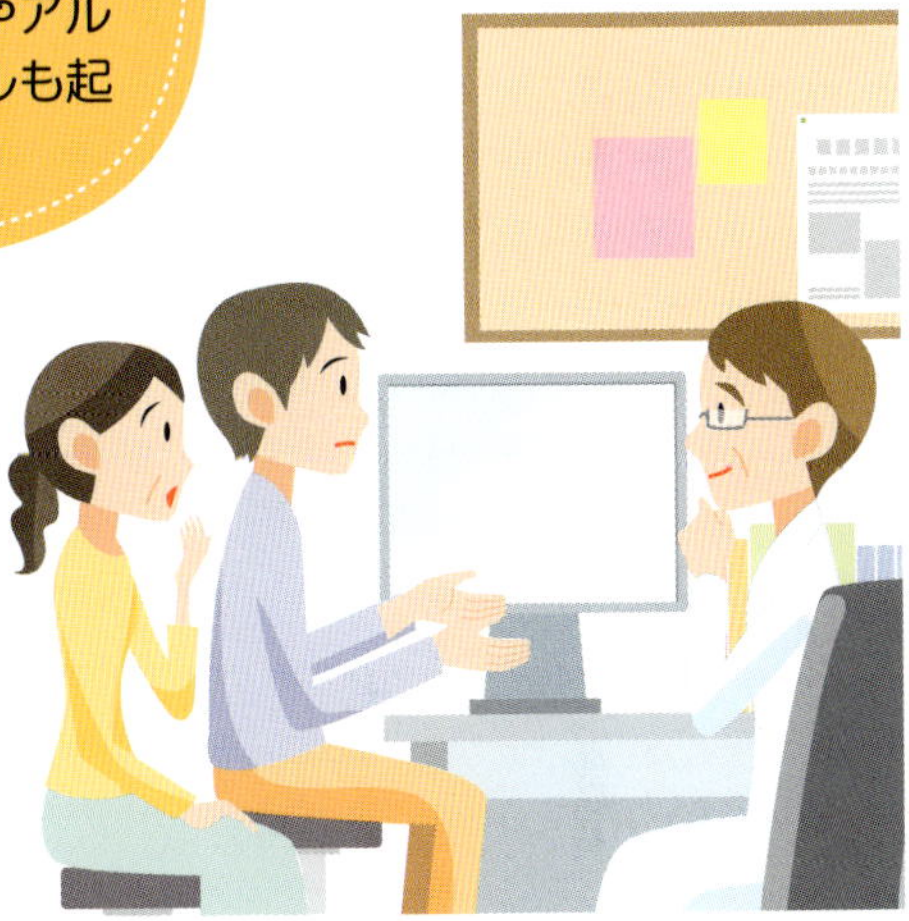

診察中の様子も参考になる

●しぐさや視線

多動性・衝動性が残っていると、診察の間にも「意味なく体を動かす」「多弁」「衝動的に話す」などの特徴が見られます。

●生活リズム

のめり込みやすい性格のため夜更かしを続けるなど、生活リズムが乱れ、睡眠障害を伴っている場合がしばしば。

いろいろな検査が行われる場合も

ＡＤＨＤの特性を客観的に評価するために、診察前に症状のチェックリストを使用し、どのような症状がどの程度の強さで出ているのかを数値化し、診断の参考にします。

チェックリストにはいくつか種類がありますが、もっとも広く使われているのが「コナーズ成人ＡＤＨＤ評価スケール（ＣＡＡＲＳ）」です。ＣＡＡＲＳは、ＡＤＨＤによるさまざまな症状に対して、０（まったくない）から３（かなりある）まで４段階で評価します。本人が自分の症状を評価するタイプと、身近な人（親、配偶者、友人など）が客観的に評価するタイプがあり、本人の状態がより詳細にわかるという利点があります。

ただ、ＣＡＡＲＳは項目数が66個と多く、時間がかかるという難点があります。そのため、より簡便な「成人期ＡＤＨＤ自己記入式チェックリスト」もよく使われるようになってきています。このチェックリストはＡＤＨＤの特性による困りごとの18項目から成り、０（まったくない）から４（よくある）まで、頻度によって評価します。

このほか、チェックリストには「ＡＤＨＤ評価スケール」「ヴェンダー・ウタ評価スケール」などの種類があります。場合によっては、これらに追加して知能検査が行われることもあります。

本人の症状によっては、脳の画像検査などが行われますが、血液検査や画像検査などでわかるＡＤＨＤ特有の所見はありません。ごく一部で、脳波の変化がみられる場合があるものの、程度は軽く、正常範囲に収まっているケースがほとんどです。また、ＡＤＨＤにはてんかんを伴うことがあります。ＡＤＨＤに見える症状が他の疾患によるものであることもあります。

合併症や他の疾患が疑われる場合に脳波検査が行われます。

用語解説　**知能検査**　脳の働きのうち、知識、理解力、論理的に解決する力など、おもに認知能力を計測するための検査のこと。

必要に応じて検査が行われる

診察前に行うことが多い検査

症状の程度を評価するチェックリスト

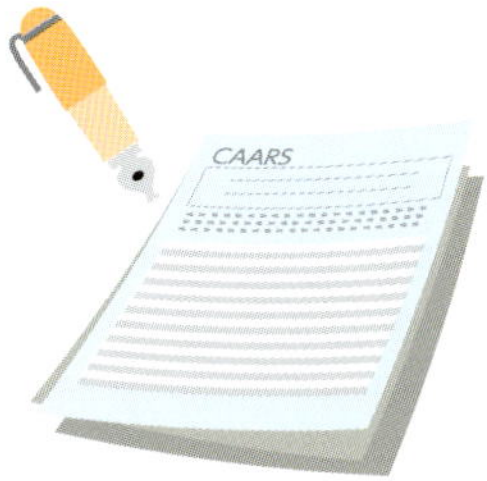

診察前に記入します。チェックリストの結果が即診断に結びつくわけではありませんが、重要な情報となります。

症状などによって行われる検査

脳波検査

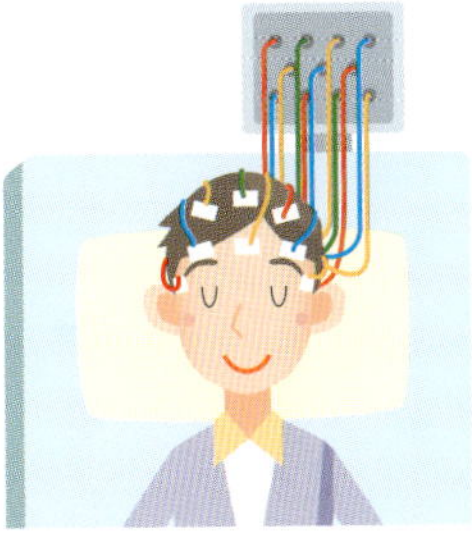

けいれんや脱力、意識障害などの症状を起こす「てんかん」では、特徴的な脳波（てんかん波）があらわれます。ADHDでは、脳波検査でてんかん波が認められるケースがあるため、症状に応じて脳波検査が行われます。

画像検査

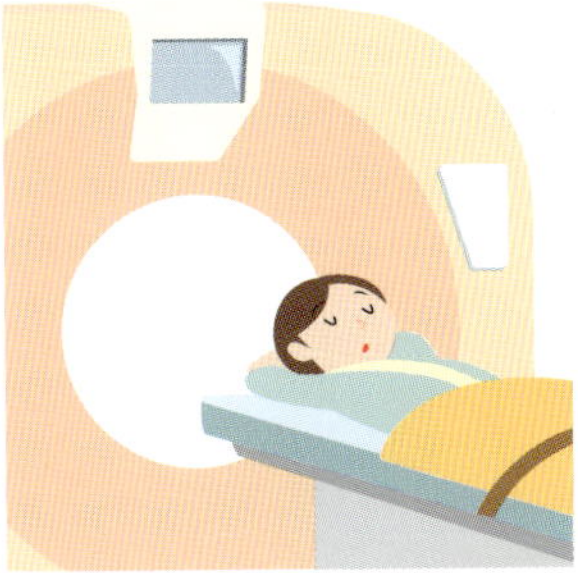

本人の症状によって、脳の病気の鑑別のためにCTやMRIなどの画像検査を行う場合がありますが、問題のないケースがほとんどです。

全体の結果から総合的に判断する

ADHDの診断には、「DSM－5」という診断基準が使われます。DSM－5では、発症年齢を従来の基準だった7歳から12歳に引き上げる一方、17歳以上では当てはまる項目が少なくてもADHDと診断するなど、以前の診断基準にくらべて大人のADHDを診断しやすい内容となりました。

一方、診断基準を広くすることで、ADHDの傾向はあるものの、それほど症状が重くないケースまでADHDの診断をつけるようになるといった「過剰診断」の危険があるとも指摘されていて、実際の診察では、発症年齢を「就学前」と厳格にとらえる専門医もいます。

DSM－5に基づく診断の具体的な流れとしては、まずADHDの症状がどの程度あるかをチェックします。症状の内容は「不注意」と「多動・衝動性」に分けられていて、それぞれ、「6ヵ月以上続いている」「全体的な本人の能力からみて不相応なレベルである」ものをチェックします。

さらに、これらの症状が12歳より前から続いていたこと、困りごとのある場面が複数あることなどを確認していきます。

また、これらの症状がうつ病や双極性障害など、ほかの精神的な病気によって引き起こされていないかどうかも重要なポイントです。

最近はインターネットなどでADHDの自己診断ができるテストなどが公開されています。このようなテストは、自分の特性や傾向を知るのには役立ちますが、それだけではADHDかどうかはわかりません。トラブルの裏にほかの病気が隠れていないかどうかも調べる必要があります。

ADHDを疑う場合は、自己判断せず、きちんと医師の診察を受けるべきです。正しい診断や、医師との話し合いは、適切な治療や生活習慣の見直しの第一歩でもあるためです。

用語解説　**双極性障害**　気分が落ち込む「うつ状態」と、気持ちが高揚する「躁状態」の二つの状態がある気分障害。躁うつ病とも呼ぶ。

ADHDの診断基準

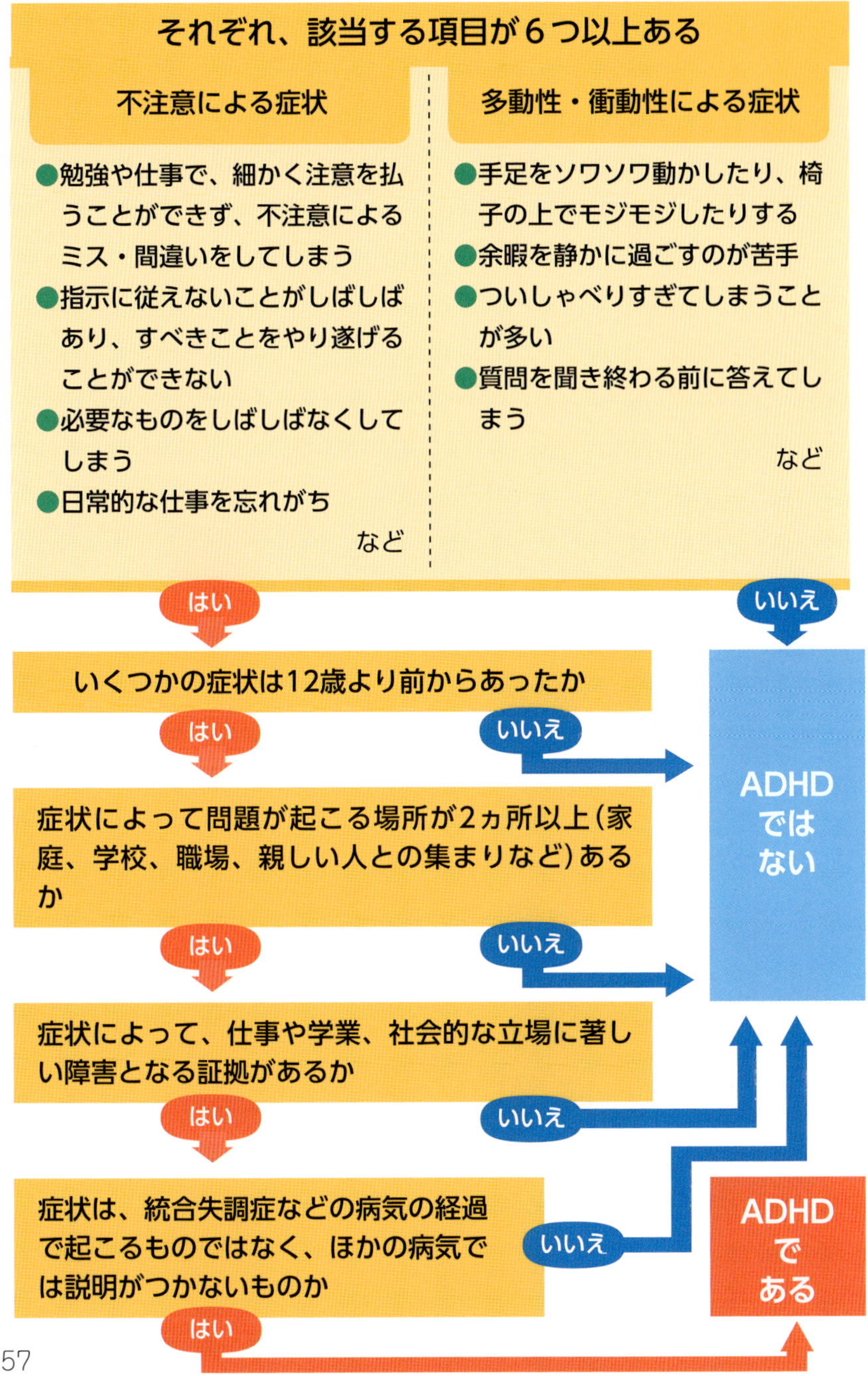
それぞれ、該当する項目が6つ以上ある
不注意による症状
●勉強や仕事で、細かく注意を払うことができず、不注意によるミス・間違いをしてしまう
●指示に従えないことがしばしばあり、すべきことをやり遂げることができない
●必要なものをしばしばなくしてしまう
●日常的な仕事を忘れがち
など
多動性・衝動性による症状
●手足をソワソワ動かしたり、椅子の上でモジモジしたりする
●余暇を静かに過ごすのが苦手
●ついしゃべりすぎてしまうことが多い
●質問を聞き終わる前に答えてしまう
など
はい
いいえ
いくつかの症状は12歳より前からあったか
はい
いいえ
症状によって問題が起こる場所が2ヵ所以上(家庭、学校、職場、親しい人との集まりなど)あるか
はい
いいえ
症状によって、仕事や学業、社会的な立場に著しい障害となる証拠があるか
はい
いいえ
症状は、統合失調症などの病気の経過で起こるものではなく、ほかの病気では説明がつかないものか
いいえ
はい
ADHDではない
ADHDである

どんなことがわかる？

診断名より「自分の特性」を知ろう

ＡＤＨＤの診断は、一回の診察だけではつかないことがしばしばあります。診断に必要な情報がすぐにはそろわなかったり、二次障害が強くあらわれていてＡＤＨＤの特性が見えにくくなっていたりするためです。

診断名が症状の経過とともに変わるケースも少なくありません。というのも、ＡＤＨＤと似た特徴がある病気はけっこうありますし、ほかの発達障害が併発しているために診断がむずかしい場合があるためです。

子どものころにＡＳＤ（68ページ参照）と診断されていた人が、成人してからＡＤＨＤに診断が変わったというケースはいくらでもあります。

また、ＡＤＨＤや発達障害という名前が独り歩きしやすいことや、メディアやインターネットで偏った情報にふれて、問題のない範囲であるにも関わらず「自分はＡＤＨＤではないか」と受診するケースも増える傾向があります。

正しい診断が治療の基本であるのは確かです。ただし一方で、ＡＤＨＤの場合は、特性は個性でもあり、治療で「治す」よりは、「日常生活での問題を改善する」ことのほうがより重要です。そのため、まずは「ＡＤＨＤの傾向があり、ほかの要因もある」という状態で、具体的な対策を考えていくケースはよくあります。

診断名にこだわりすぎるよりも、いわば「名より実を取る」気持ちで、今、直面している問題に取り組む姿勢を持つことが大切です。ＡＤＨＤについて学び、自分の特性を知ることは、それ自体が治療の第一歩なのです。

診断名にこだわりすぎない

子どものころの情報が不十分	最初の診察で子どものころの情報をしっかり聞き取れないケースはかなりあります。
ほかの似た病気とまだ区別できない	ADHD と似た特徴のある病気がいくつかある上に、診断がむずかしいものが多いので、紛らわしいケースでは診断に時間がかかります。
うつや不安が強い	二次的にうつ病や不安障害に陥っている場合は、抑うつや不安が表に出て、ADHD が見えにくくなります。

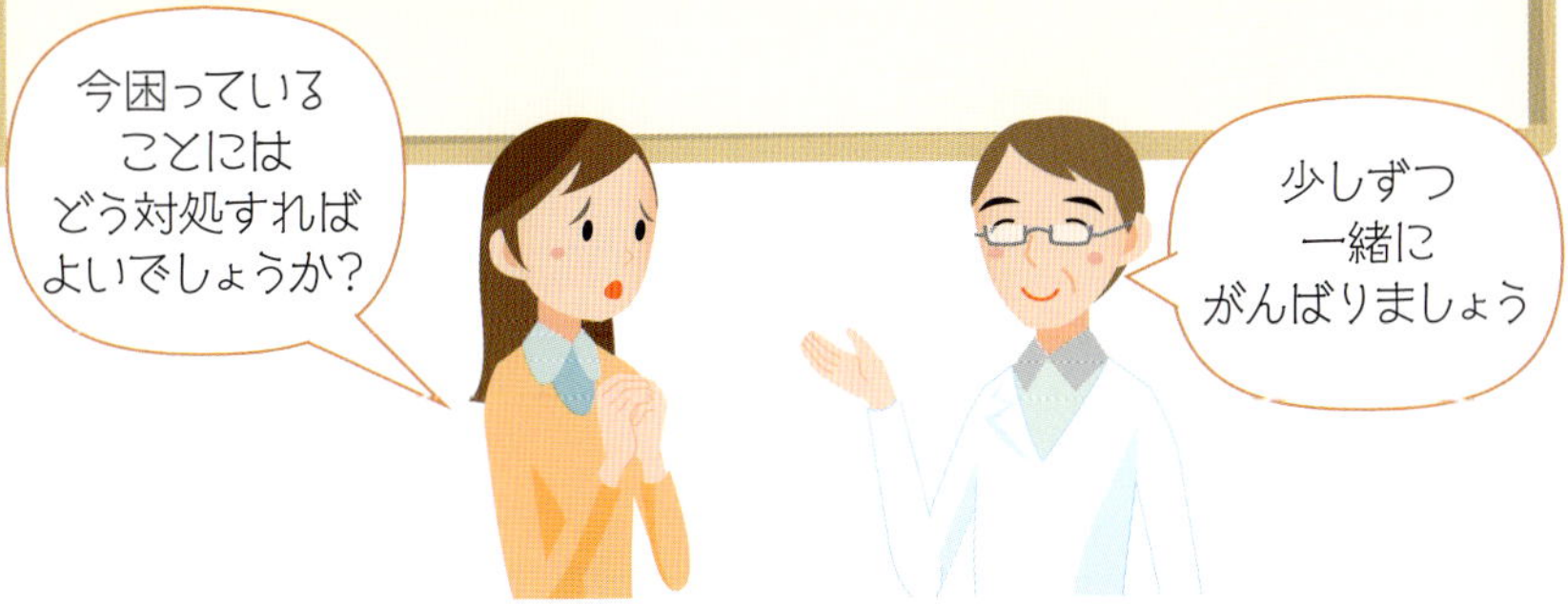
今困っていることにはどう対処すればよいでしょうか？
少しずつ一緒にがんばりましょう

病名にこだわりすぎず、具体的な対応法に取り組むことが大切。

困りごとへの対処法を考える

なぜ困りごとが起こるのかに目を向け、自分の特性と、それに合った対処法を医師やカウンセラー・セラピストと一緒に考えます。

薬の助けを借りる

ADHD の傾向がはっきりしている場合は、治療薬を使いながら生活改善に取り組んでいきます。抑うつや不安などの症状にも、薬が有効です。

知識をつける

知は力なり。ADHD について知ることが自分自身を理解し、問題解決のヒントを見つけることにつながります。

併発しやすい病気がある

うつや不安・非行などの問題が多い

ＡＤＨＤの特性があると、子どものころから叱られたり、とがめられたりする経験が多くなります。また、自分では当然のことが周囲からは理解されず、受け入れられない場面も多くなるでしょう。

そのような経験を重ねていくと、自尊心や自己肯定感を持ちにくく、自分に対して否定的な評価しかできなくなってしまいます。

すると、うつうつとした気分に陥ったり、不安が強くなり、さまざまな問題――うつ病や不安障害などの心のトラブルを抱えやすくなっていきます。このような心の病気は自分の力だけでは回復がむずかしいため、治療を受けるなど適切に対処しないと引きこもりなどを招き、社会にうまく適応できなくなってしまいます。

一方で、自分を認めてくれない周囲への反発が強くなって反抗的な態度をとったり、怒りのままに行動したりするなどの問題が生じる場合も増えてきます。特に、多動性・衝動性の強い子どもでは、こうしたケースにつながりやすくなります。

周囲に暴力をふるったり、公共のものを壊したりするなど、違法行為を伴う問題行動、いわゆる非行は、医学的には「行為障害（素行障害）」と呼ばれます。アメリカのデータでは、ＡＤＨＤのある人で行為障害を併発する割合は40～60％と高く、ＡＤＨＤと行為障害の関連の深さがわかります。

さらに、行為障害があると社会生活がむずかしくなり、そのためにうつ病やうつ状態に陥るリスクが高くなります。ＡＤＨＤは二次障害を招きやすく、しかも、うつ病や社会からのドロップアウトなど、深刻な事態を招く危険性が高いのです。

うつ病や引きこもりを招くことも

ADHDがある

↓

叱責されることが多い

自分としては自然な行動なのに、人からは非難されてしまいます。悪気がないだけにダメージも大きく、しかもそれが何度も続きます。

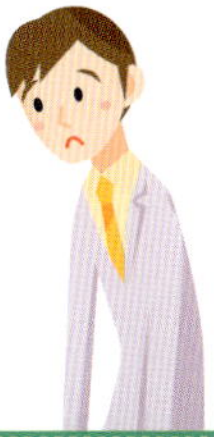

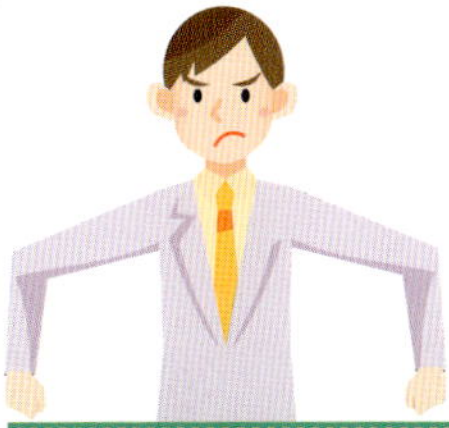

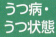

不安が強くなる

自分を支える自尊心が育ちにくいうえに、叱られるなどのストレスが多いため、心が不安定になります。

反抗的になる

不安や葛藤が、反抗や強い怒りとなってあらわれます。親や教師の指示を無視したり、わざと反抗的な態度をとるようになります。

行為障害

反抗がエスカレートして、法律に触れる行動をとるようになります。

うつ病・うつ状態

ストレスや不安を抱え込んで、次第にうつ病や不安障害を発症します。

社会に適応できなくなる

行為障害のためにドロップアウトしたり、うつ病などで社会生活がむずかしくなったりと、社会にうまく適応できなくなります。

うつ病のかげにADHDがかくれているケースが多い

ADHDの人はストレスをためやすい

ＡＤＨＤのある人では、うつ病や不安障害などの精神的な病気を併発しているケースがよく見られます。

特にうつ病は、ＡＤＨＤとの合併率の高さからも、また病気の危険度からも注意が必要です。

うつ病は「やる気が起こらない（意欲の障害）」と、「うつうつとした気分が続く（抑うつ状態）」といった気持ちの症状と、「不眠」「食欲低下」「疲労感」などの身体的な症状が起こります。また、人によっては不安感やあせり（焦燥感）が強くなったり、幻覚や妄想などの症状が出る場合もあります。

また、うつ病の本当の怖さは、命にもかかわる病気である点です。

うつ病は重症化するとセルフネグレクトにも陥ります。食欲不振から栄養不良となり、体力低下など、体の健康を損なう場合も少なくありません。さらに、慢性的なつらさから自殺を図るリスクが高くなります。

うつ病が広く知られるようになり、抑うつ状態で精神科を受診する人は増えたものの、診断する医師の側に大人のＡＤＨＤの知識が十分にないと、うつ病だけの治療が行われ、ＡＤＨＤの症状には対処しないままになる場合があります。また、専門医であっても、ＡＤＨＤの特性によるストレスなどから、二次的に発症しているのか、またはＡＤＨＤとは別の要因があり、たまたま病気が起こっているのか判断に迷うケースもあります。

いずれにしても、ＡＤＨＤの特性があり、うつ病を発症している場合は、うつ病だけを治療しても思うような効果が得られません。

用語解説 セルフネグレクト　判断力や意欲が低下したために、食事に気を配ったり、自分の体をきれい保ったりといった、健康を守るために最低限必要なことをできなくなる状態。

ADHD はうつ病の危険因子

うつ病のリスク

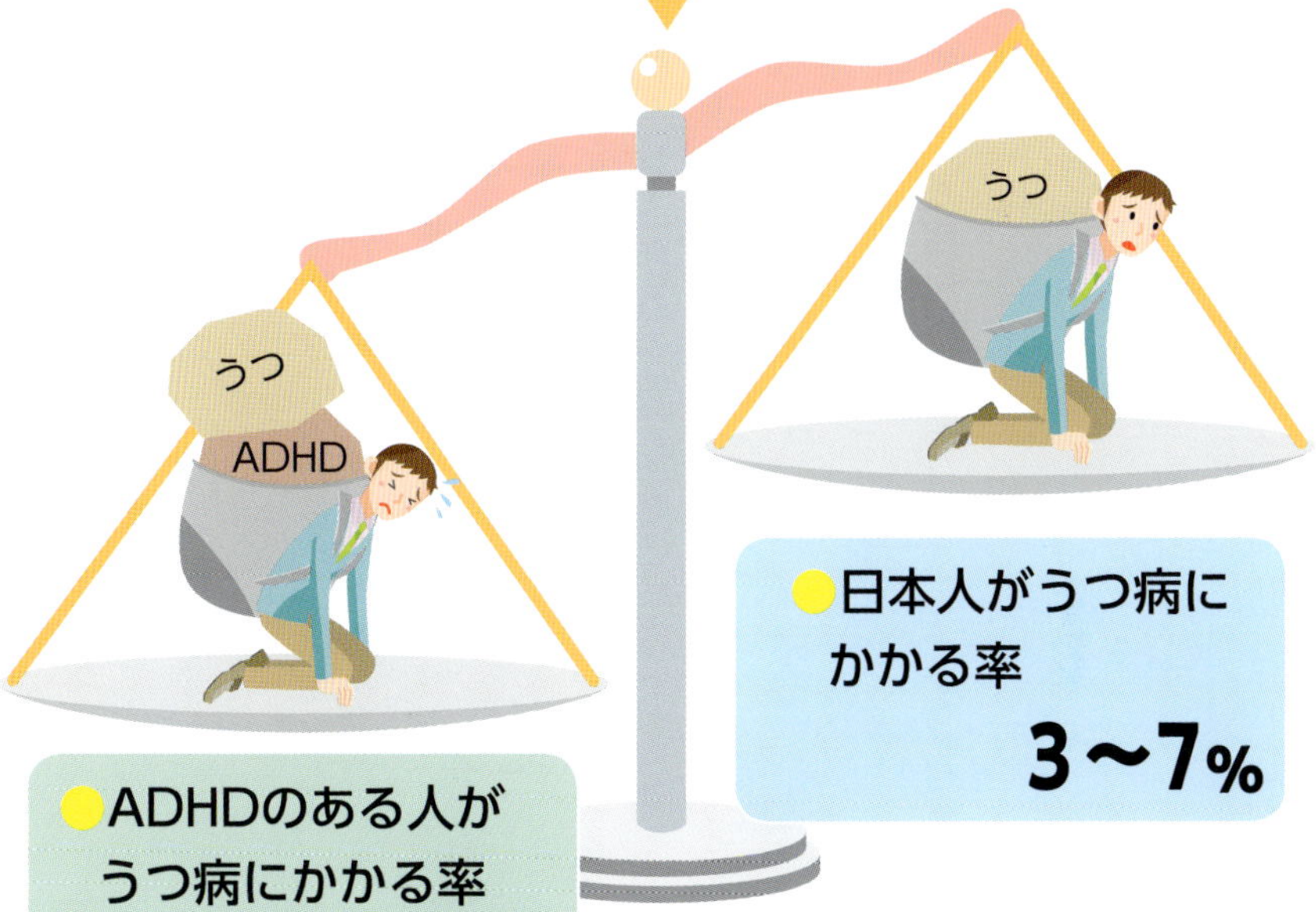

●日本人がうつ病にかかる率
3～7%

●ADHDのある人がうつ病にかかる率

子ども **15～38%**

大人 **25～53%**

日本人が一生の間にうつ病を１回以上発症する確率（生涯有病率）は３～７%といわれています。

ADHD があると、うつ病にかかる率が高くなり、しかも大人のほうが危険度が高いことがわかります。

うつ病に目が行きがち

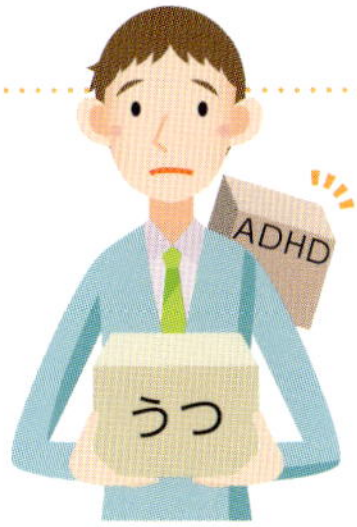

うつ病の元に、ADHD の特性がある場合、うつ病の治療で精神状態を改善しても、ストレスの元となる ADHD に対処しないと、しっかり治らなかったり、再発の危険性が高くなります。

不安障害を併せもつ人も多い

社交不安障害、パニック障害などさまざま

　不安障害とは、強い不安感が常に付きまとい、不眠や食欲不振などから日常生活に支障を来す状態で、いろいろな種類があります。どのような二次障害でも本人の苦痛は大きいものですが、特に大人のＡＤＨＤで、併発すると困難が大きくなるのが「社交不安障害」と「パニック障害」でしょう。

　社交不安障害とは、以前は社交不安症、対人恐怖症などとも呼ばれていたもので、対人場面や、人前で話すことに対して極度に緊張してうまくできない、人づきあいが苦痛でつらいなどの症状が起こり、特に仕事をする上での困難が大きい病気です。

　パニック障害は、突然強い恐怖感に襲われ、激しい動機や呼吸困難、めまいなどの発作が起こる病気です。発作は「このまま死ぬのではないか」と思うほど激しいため、発作を恐れるあまり外出できなくなるなど、社会生活に大きな影響が出てきます。

　このほか、特定の対象に強い恐怖心を感じる「恐怖症」や、漠然とした不安から逃れられない「全般性不安障害」などもあります。

　ＡＤＨＤのある人での不安障害の合併率は、アメリカのデータでは47・1％にも上ります。日本でも、大人のＡＤＨＤでは30〜50％というデータがあり、実に大人のＡＤＨＤの2〜3人に1人は何らかの不安障害を持っている可能性があるのです。

　ＡＤＨＤの専門医のあいだでは、不安障害が合併しやすいことはよく知られていますが、最近では、社交不安障害で治療を受けている患者さんで、ＡＤＨＤの薬で改善するケースがかなり多いことがわかってくるなど、精神科の病気の元にＡＤＨＤが潜んでいることが注目され始めています。

さまざまな不安障害

パニック障害

- 突然、理由もなく強い恐怖感・焦燥感におそわれる
- 激しい動悸や息切れ、呼吸困難などが起こる

発作自体もたいへんつらいうえに、「発作が起こるかもしれない」という予期不安で、日常生活を制限したり、外出を控えたりするように。

社交不安障害

- 大勢の前で話すのが極端に苦手
- 人の視線が気になってしかたがない

他人から注目を浴びる場面や、“ちょっと知っている”程度の人との集まりが苦手で、そうした場面を避けようとし、仕事や人づきあいに支障を来します。

ADHDによる自己否定感、自信のなさ

ADHDのある人は自分を内側から支える自尊心や自己肯定感が少ないため、不安を感じやすい。

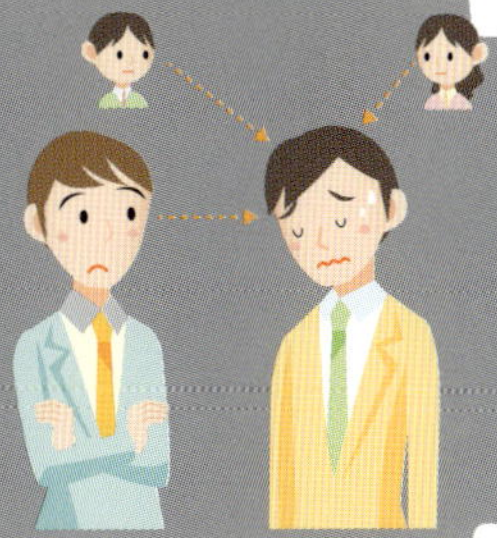

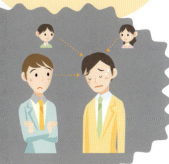

恐怖症

暗いところや狭いところ、高いところなど、特定の状況に強い恐怖心を感じます。その状況を避けるために、エレベータに乗れない、飛行機が苦手など、さまざまな不便が出てきます。

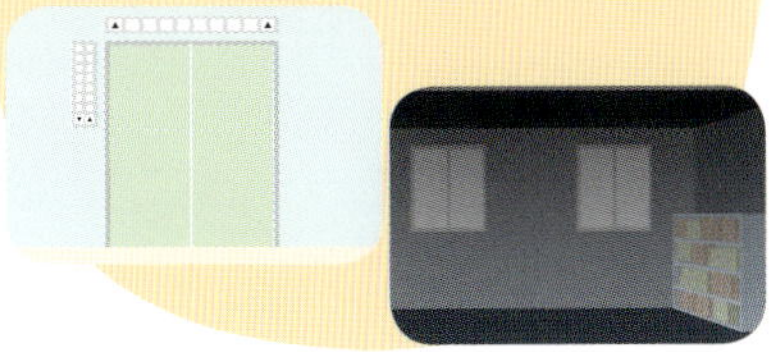

全般性不安障害

いつも何かに漠然とした不安を感じるだけでなく、体が緊張して疲れやすい、イライラする、よく眠れないなどさまざまな症状が現れます。

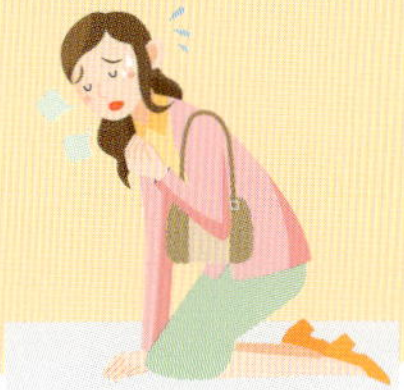

CASE2 不安障害を併せもっていたBさん

対人関係の問題だけと思っていたら……

Bさんは、30代の会社員。電機メーカーで営業の仕事をしていますが、人前で話すときに極度に緊張してしまうため、取引先と話したり、プレゼンをするのが苦手です。もちろん事前にしっかり準備するのですが、いざ本番になると言葉が出なくなってしどろもどろになったり、支離滅裂になったりします。当然、職場での評価は低く、本人もつらいために、精神科のクリニックを受診しました。

クリニックでは、仕事の状況から「社交不安障害」と診断され、抗不安薬などが処方されました。しかし、その後も状況はあまり変わりません。ある日、BさんはADHDの特集番組を見て、自分もそうではないかと思い当たり、発達障害の専門外来を受診することにしたのです。

診察でBさんの子どものころの様子を聞くと、「先生の話を聞くのが苦手で、よく忘れ物をした」「『落ちつきがない』とたびたび注意された」など、不注意や多動の傾向があったことがわかりました。現在でも、上司の話が耳に入らないことがあり、メモが間に合わないなど、不注意の症状が続いていることもわかりました。

Bさんは現在のメインの困りごとからは社交不安障害が疑われますが、子どものころからの特徴から、もともとADHDの特性があり、二次的に社交不安障害を発症していると考えられます。

Bさんの希望もありADHDの薬を使ったところ、不安感が軽くなり、人前でも落ちついて話せるようになりました。また、ADHDの特性によるケアレスミスも減って、仕事の頑張りが少しずつ評価されるようになってきています。

子どものころの様子に注目

子どものころは

- 先生や友達の話をきちんと聞くことが苦手
- 相手の話のポイントをつかめない
- 自分の考えをうまく言葉にできない

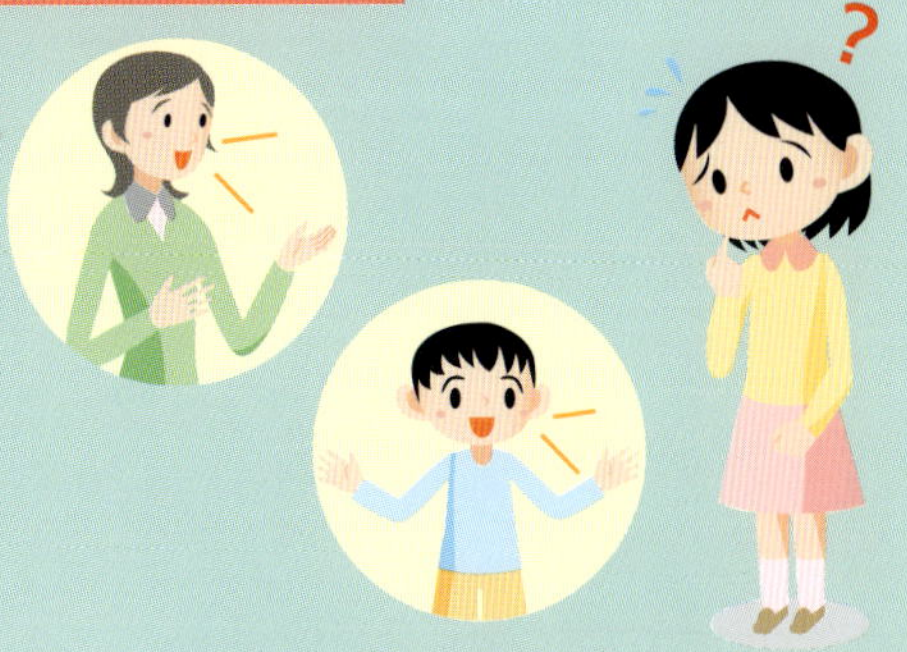

就職すると

- 人と話すのが苦手
- 頭の中にあることを順序だてて話せない
- 人前で話すときに極度に緊張する

実は

子どものころは

- じっと座っていられず、「落ちつきがない」「がまんが足りない」とよく注意された
- 忘れ物が多かった

- 「話すこと」だけに注目すると社交不安障害が疑われる

人と話すのが苦手、緊張しすぎてしまうという側面からは、社交不安障害が疑われます。

- ADHD がベースにあり、二次的に社交不安障害が起こっていた

ADHD により、二次的に社交不安障害が起こりやすいのです。

似ている病気はある？

ほかの発達障害と紛らわしい

ADHDは、発達障害の一つです。発達障害とは、文字どおり子どもが発達していく過程で出てくる行動面や認知面での障害のこと。ちなみに、「大人の発達障害」という表現は少し不正確で、「子どものころの発達障害の特性が残っている大人」というのが厳密な言い方です。また、大人になってから発達障害が新たに起こることはありません。

発達障害にはいくつか種類がありますが、ADHDは、発達障害のなかでもっとも頻度が高いといわれています。また、発達障害はいくつか合併することもあります。ADHDでも、ほかの発達障害を併せもっている場合がよく見られます。

主な発達障害には、「学習障害（LD）」と、「自閉症スペクトラム障害（ASD）」があります。

学習障害は、「読む力が障害される」「文字を正確に書けない」「計算が苦手」の3つのタイプがあり、知的能力に遅れがないにもかかわらず、これらの障害のために学校での勉強に支障が出てきます。ADHDのある人で学習障害がある率は30～50%と言われています。また、学習障害のある人の30～50%はADHDを併せもっているというデータもあり、この二つの発達障害は併存しやすいといえます。

自閉症スペクトラム障害（ASD）は、自閉症的な特性を核として、知的障害を伴わない「高機能自閉症」、「アスペルガー症候群」など、いろいろなタイプを総称した呼び名です。

最近メディアなどではアスペルガー症候群のケースを「発達障害」と表現していることが多く、名前が知られてきている反面、誤解されることも増えています。

ADHDに併発しやすい発達障害

学習障害(Learning Disabilities)

小学校で気づかれることが多い障害。もともと能力が高くても、学習障害があると「勉強ができない子」とレッテルを貼られてしまうことも。

読字障害

文字を読むのが苦手で、読むのが遅い、音読ができない、内容を理解できないといった困りごとが出てきます。

書字障害

文字を読むことはできますが、書くのが苦手です。むずかしい漢字を書けなかったり、まとまった文章を書くことができません。

算数障害

簡単な四則計算でも苦手で、時間がかかったり、ミスしがち。また、数量や図形などを理解するのも困難です。

自閉症スペクトラム障害(Autism-Spectrum Disorders)

言葉の遅れ、対人関係の困難さ、こだわりなどの特徴を持つ一連の障害の総称。大人では対人関係とこだわりが問題になります。

対人関係にトラブルが出やすい

人と積極的にかかわろうという気持ちが希薄な上に、人の気持ちを想像したり、感情を推し量るのが苦手で、コミュニケーションにトラブルが起こりがちに。

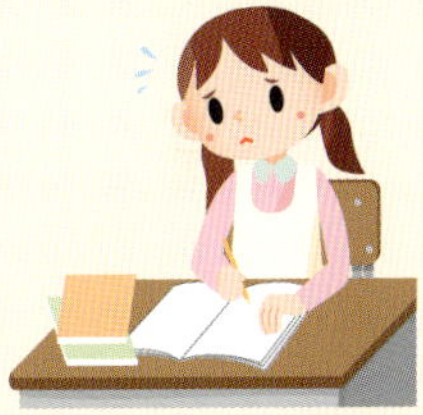

特定のことに非常にこだわる

ものごとの手順ややり方にこだわり、変化を嫌う。自分なりのパターンが破られたり、不快な状況に陥るとパニックを起こすことも。

ADHDとASDの区別は意外とむずかしい

新しいものが好きで、熱しやすく冷めやすい傾向が強いADHDと、こだわりが強く、自分のやり方に固執しがちなASDは、その特性だけを見るとまったく正反対です。ところが、ADHDがある人がASDを併せもっている率は5～6％と決して低くありません。

とくに専門外来では決してめずらしくはなく、専門家でも診断の際にADHDか、ASDかで迷うことが多いのが実情なのです。

子どものころは、ADHDとASDはともに、「先生や親の指示に従わない」「じっとしていられない」「トイレの自立や言葉などの発達がゆっくり」「家族が対応にむずかしさを感じている」などの「見た目の症状」はよく似ています。そのため、子どものころにASDと診断されていた人が、大人になってからADHDとわかることもありますし、その逆のパターンもあります。

また、大人になってからも、よく似た特徴が出ることはしばしばです。たとえば、「対人関係に困難が出る」というできごと自体は、ADHDでもASDでも起こります。ただし、その原因はまったく異なります。

ADHDの場合は注意力や衝動性がコントロールできていないために、遅刻したり、話に割り込んだりといったことが理由なのに対して、ASDの場合は、相手の感情をくむことや場の雰囲気を察することが苦手なために人づきあいがうまくいかなくなります。

診断にこだわりすぎるよりも、困りごとへの対処が重要というのはADHDでもASDでも同じですが、原因がちがえば対処法が変わります。なによりADHDの場合は、薬によって症状を改善させることができるため、かくれたADHDを見逃さないことは重要です。

ADHDとASDの見た目の共通点

見た目の症状①

毎回忘れる

くり返ししなければならないことがあっても、飛ばしてしまいます。ADHDの場合は、不注意のためにうっかり忘れてしまうのですが、ASDでは、本人がやらなければならないと認識していないと実行しません。

見た目の症状②

こりない

ADHDの場合は、不注意の特性のためにケアレスミスをくり返しやすく、周囲から「こりない」と思われがち。
ASDのある人は、相手から注意されても自分がそれを重要だと感じなければ、同じことをくり返す傾向があります。

見た目の症状③

割り込みがち

ADHDでは、衝動性のために人の話に割り込んだり、行列を守らなかったりします。一方、ASDの場合は、他人への配慮や認識が足りないために、勝手な行動をとることがしばしばあります。

見た目の症状④

なれなれしい

ADHDではもともと人なつこい人が多いという特徴があります。ASDの場合は、人との適切な距離感を見誤り、必要以上に近づいてしまうことがあります。

見た目の症状⑤

話し出すと止まらない、話が飛ぶ

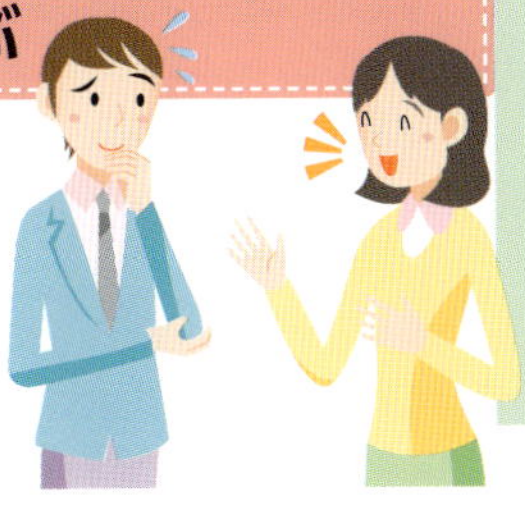

一方的に話したり、話に脈絡がありません。ADHDの場合は、衝動性から話す気持ちを抑えられず、話が飛びがち。ASDでは、状況判断が苦手だったり、相手に配慮しないために、話し方や内容が一方的になります。

双極性障害にもまちがわれやすい

双極性障害は、いわゆる「躁うつ病」のことです。気分が高揚してやたらと活動的になる「躁状態」のときと、気分が落ち込んでうつうつとした状態に陥る「うつ状態」が交互に現れる病気です。

うつ病にくらべて数は少ないのですが、再発しやすいことや、トラブルを起こしやすいこと、うつ状態のときには自殺企図や健康状態の悪化などを招きやすい点から、適切に診断し、治療を行わなければならない病気です。

双極性障害で、とくに問題を起こしやすいのが躁状態のときです。気分が高揚して活発、多弁になりますが、思考がまとまらないために話には一貫性がありません。気が大きくなって無茶な買い物をしたり、食べ過ぎ、飲みすぎ、性的逸脱など衝動的で危険を顧みない行動をとったりします。

このように、「落ちつかない」「気分がコロコロ変わる」「あと先考えずに衝動的に行動する」「活動的だが散漫」「よくしゃべる」といった特徴が、ADHDの衝動性による行動パターンとよく似ているため、躁うつ病のかげにかくれているADHDを見逃すケースがよくあります。

もちろん、ADHDと異なる点もたくさんあります。もっとも大きなちがいは、躁とうつが周期的に起こる点です。ADHDでも、感情が不安定で浮き沈みが激しいという特徴がありますが、双極性障害ほど極端ではありませんし、その期間も数時間～数日とごく短い間です。また、ADHDの感情の振れ幅は、双極性障害ほどには大きくありません。

双極性障害では、躁状態のときは万能感を感じるほど気分が高揚しますが、うつ状態のときには人が変わったようにうつうつとして過ごします。気持ちが落ち込むだけでなく、自分が躁状態のときにしたことの後始末が押し寄せてくるために、余計にうつが悪化してしまいます。

気分の上下が激しい

躁状態のとき

気分的にも体力的にもエネルギーがわき上がるように感じ、何日も寝ないで活動したり、高価な買い物をしたりと極端な行動をとります。本人は頭の回転が速くなったと感じますが、周囲の人からは話がとびとびでまとまらず、支離滅裂に映ります。

● ADHD と似たところがある

ADHD の特性である衝動性が非常に強くなったときに、似たような状態に陥ることがあります。

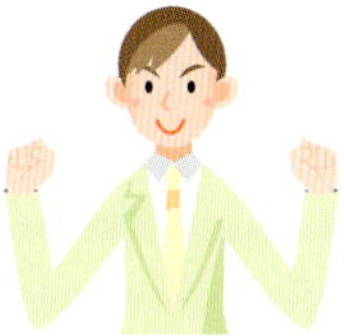

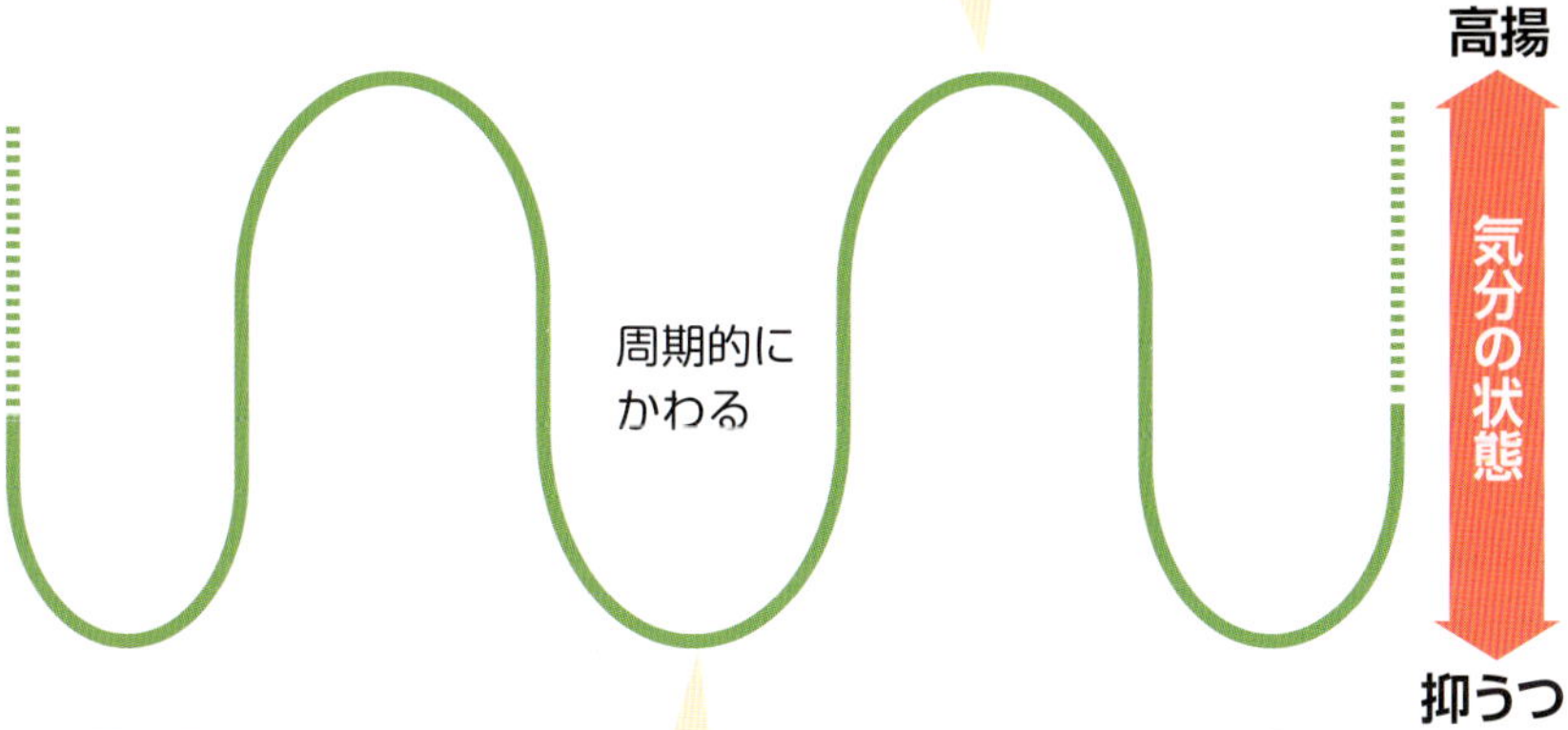

うつ状態のとき

心身共にエネルギー不足になり、気分が落ち込み、疲れやすい、眠れないといった症状が起こります。さらに、躁状態のときの自分の行動を考えて余計に落ち込みます。

● ADHD にも感情の波がある

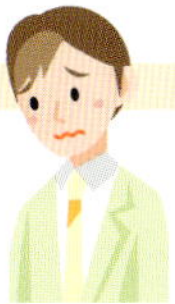

ADHD でも感情が不安定になりやすいという特徴があります。ハイなときと落ち込んだときがほかの人にくらべて極端なため、見た目は双極性障害に似ていることもありますが、そこまで激しくはありません。

パーソナリティ障害と診断されることも

パーソナリティ障害とは、ものごとの受け取り方や考え方に偏りがあり、対人関係や社会生活などに支障を起こしやすい状態の総称です。パーソナリティ障害にはいくつか種類がありますが、ADHDとの区別で注意が必要なのが「境界性パーソナリティ障害」です。

境界性パーソナリティ障害は、感情が不安定で、自分の体を傷つけたり（自傷行為）、衝動的に自殺をくわだてたりします。大量飲酒や暴力といった無茶な行為も多く、対人関係も不安定です。

ADHDの多動性・衝動性は、境界性パーソナリティ障害の衝動的な行動パターンとしばしば混同されます。衝動が外に向かえば暴力や大量飲酒といった破壊行動につながり、自分に向かえば自傷行為や自殺企図などの問題行動が起こるのです。衝動性の強いADHDでは、自殺企図、暴力、破壊行為などの派手な症状に隠れて、ADHDの特性が見逃されやすいという問題が指摘されています。

しかも、DSM-5でも、ADHDと境界性パーソナリティ障害の診断基準はよく似ています。そのため、子どものころからのADHDの特性が見落とされ、境界性パーソナリティ障害という診断を受けている人は多いのではないかと考えられています。また、両方を併せもつケースもあるため、ADHDと境界性パーソナリティ障害のメカニズムには共通するものがあると考える専門家もいます。

ADHDと境界性パーソナリティ障害では、衝動性以外にも、感情が不安定で人間関係の問題が起こりやすいなどの共通点があります。ただ、対人関係では、不安定さという点は同じですが、その原因は異なります。境界性パーソナリティ障害では、自分に注意を引きつけるためにわざと周囲の人間関係を壊すようなことを言ったり、特定の相手に極端に依存したりといった独特の行動パターンが出ます。

用語解説 パーソナリティ障害　パーソナリティに偏りがあるために対人関係に問題が起こる状態。境界性パーソナリティ障害、自己愛性パーソナリティ障害などがある。

境界性パーソナリティ障害とADHDの似ている点

衝動的・破壊的な行動に出る

大量にお酒を飲む、リスクを伴う性行為を行うなど、衝動的な行動パターンはどちらのケースにも見られます。自殺企図をくり返すのは境界性パーソナリティ障害の特徴と言われますが、ADHDでも衝動的に自殺を試みるケースはまれではありません。

怒りのコントロールができない

境界性パーソナリティ障害では、イライラや不快感が続きやすく、しばしば怒りを抑えられません。ADHDでも、突然怒りを爆発させることがあり、傍目には似て見えます。

気持ちが不安定

どちらも感情が不安定です。境界性パーソナリティ障害では、つねに空虚感を抱いているために、感情が不安定になりやすいと考えられています。

人間関係が不安定

ADHDではその特性のために、境界性パーソナリティ障害では、自分に有利な対人関係を築こうとする「対人操作」や相手に過剰に依存する行動パターンのために、人間関係が不安定です。

境界性パーソナリティ障害のそのほかの特徴

- 相手に見捨てられることを極端におそれ、なりふりかまわずすがりつく
- 相手を理想化したり、突然こき下ろしたりと対人関係が不安定
- ストレスによって一時的に妄想を抱いたり、重い解離《かいり》症状が起こる

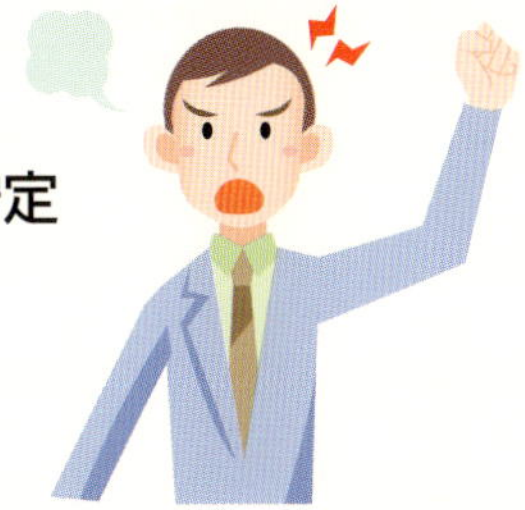

CASE3 ASDとADHDを併せもっていたCさん

子どものころからADHDの特徴があった

Cさんは現在30代。国立大学の大学院を卒業したあと、専門性の高い仕事に従事しています。

仕事に関する知識や技術には問題はないのですが、就職してから現在に至るまで、同じような間違いをくり返したり、締め切りを守れなかったりすることが頻発しており、上司からは強く叱責されることがたびたびありました。

さらに同僚と親しい関係を作ることができず、職場でも孤立してしまい、うつ状態に陥り、精神科のクリニックを受診したところ「適応障害」と診断され、仕事を休むことになりました。しかし、休んだあとも思うように回復しないため、クリニックから発達障害の専門外来を紹介され、受診することにしたのです。

診察では、まずCさんの話をくわしく聞きました。すると、子どものころは落ちつきがなく、周囲の子どもとはちがう行動をとることがたびたびあり、「忘れ物をする」「ものを覚えるのに時間がかかる」などのADHDの特性があったことがわかりました。

多動性は成長とともに治まってきたものの、不注意による症状は子どものころから現在までずっと続いていたのです。ただ、成績はよかったため、不注意の症状が大きな問題になることはありませんでした。

ASDの特徴もあった

Cさんは他人に興味を持てず、人間関係を築くのが苦手でした。もともと一人でいることが多く、人といるときも打ち解けた態度をとれなかったり、

Cさんの症状は分類がむずかしい

不注意が多い

- 忘れ物が多い
- 下駄箱やロッカーの位置などがなかなか覚えられない
- 仕事のスケジュールを守れない

子どものころから不注意の特徴が続いていて、大人になると仕事の進行などで支障が出ることがしばしば。

→ **ADHDの疑い**

不注意や、衝動に駆られて行動をコントロールできないところは、ADHD の特徴といえます。

衝動性

- 特定のポイントがある人に注目せずにはいられない
- 「注目する」という行動パターンをやめることができない

気になるポイントが決まっていて、そのポイントがある人をじっと目で追うという行動がやめられず、相手に不審がられることがしばしば。

こだわり、パターン

対人関係が苦手

- 他人に関心を持てないため、親密な関係を築けない
- 人への適切な接し方がわからず、態度が不自然になる

他人と接するのが苦手で、しかも苦手意識が相手に伝わってしまい、ますます孤立する状態に。

→ **ASDの疑い**

他人との距離がうまく取れず、ある特定のパターンにこだわるといった特徴が、ASD に当てはまります。

苦手意識が相手に伝わってしまったりするために、ますます孤立してしまっていました。

対人場面が苦手で、適切なふるまいがわからない点は、ＡＳＤの特徴が強く出ているといえるでしょう。

ＡＳＤとＡＤＨＤ両方の特性も

さらに、Ｃさんには「気になる人をついじっと見てしまう」クセがあり、そのために相手から気味悪がられることがありました。自分でも「どうかしている。やめなければ」と思うものの、この行動をやめることができなかったと言います。

気になる相手は同性・異性を問わず、また恋愛感情とも関係がありません。ただ、Ｃさんにとって「気になるポイント」がある人を、どうしても見ずにはいられないのです。

この行動パターンは、ＡＤＨＤでは、衝動性からくると考えられますし、ＡＳＤの特徴である「独特のこだわり」や「いつも同じパターンを好む」といった特徴からくるものともいえます。

症状への対策と職場の理解で改善に

治療では、まずＣさんにＡＤＨＤとＡＳＤ、それぞれの特徴を伝え、自分の症状と行動パターンについて理解できるようにしていきました。また、ＡＤＨＤの不注意の症状に対しては、薬を使って症状を改善していきました。

また、職場では仕事をする環境を見直し、自分に合うよう整えました。仕事の指示の伝え方を工夫したりといった協力を得られたのはＣさんにとっては幸運でした。Ｃさんは無事に復職し、本人の頑張りと、周囲の理解によって職場での問題は徐々に少なくなっています。

まだ、ときどきうつ状態がひどくなることがあるので、抗うつ薬は続けていますが、もっともつらい時期よりは、改善に向かっています。

第3章

病院で行われる治療

医療機関では、症状や困りごとの程度に合わせて対応していきます。薬物療法だけでなく、ＡＤＨＤについて説明を受け、自分の状態に合った対策を立てることも大切な治療です。

どんな治療がある？

薬と心理教育、生活改善の3本柱

大人のADHDの治療は、薬による「薬物療法」と、ADHDについて知り、自分の特性に目を向ける「心理教育」、そして自分の弱点をカバーする「生活改善」が欠かせません。ごく軽いケースであれば、心理教育と生活改善だけでのり切れますが、それは裏を返すと、薬物療法だけでは不十分になるおそれがあるということ。薬だけに頼らず、ADHDを知り具体的な対策を立てていくことが欠かせません。

ADHDの薬物療法は、子どものケースではすでに長く行われています。大人のADHDで薬が使えるようになったのは比較的最近のことですが、大人でも高い効果が得られています。また、小児用では2017年に新しい薬も登場し、今後も薬物療法の選択肢が増えつつあると期待できます。

心理教育とは、ごく簡単にいうと「自分の困りごとがなぜ起こっているかを知り、それに対する対策を工夫していく」こと。今まで「だらしないから」「やる気がないから」と非難されていたのは、ADHDの特性によるものだとわかると、自分自身を責める気持ちが和らぎ、前向きな気持ちが生まれます。気持ちが前向きになると、特性を補うための生活上の工夫や対策に積極的に取り組めるようになり、ミスが少なくなると気持ちが前向きになり、自信がつくというよいサイクルが生まれます（生活の工夫は4章参照）。

心理教育は、医師や治療者と一対一で行うケースが多いのですが、時間的な制約などの問題がありま す。また、数は少ないですが、グループセッションに取り組む専門外来もあります。

知識と工夫が大切

工夫 「できる」という感覚を取り戻す

自分自身の特性に合わせた対策によって、失敗を減らし、成功体験が増え、「できる」という自信と安心感が育ちます。

知識 自分の特性を知る

失敗とADHDの特性を関連付けて理解できるようになります。

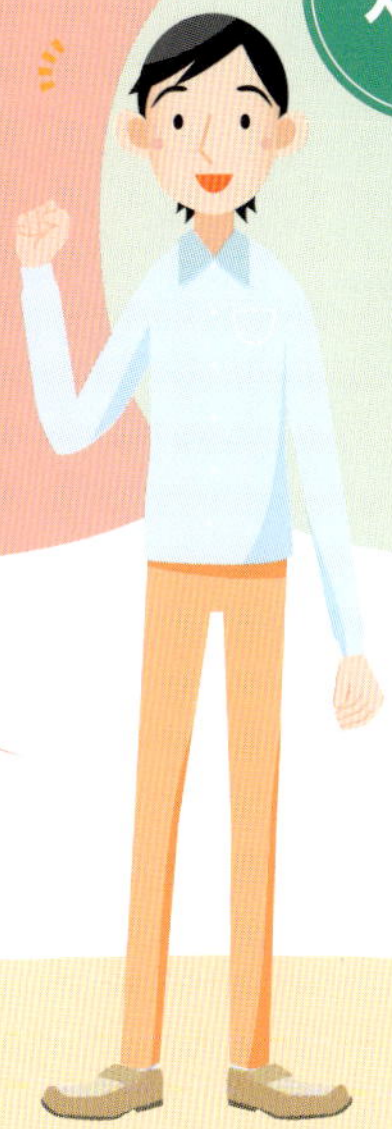

心理教育

ADHDの特性はどのようなものかを知り、そこから自分自身の行動の特徴をつかみます。
原因がわかり、対策をとれるようになると、問題に取り組む意欲や前向きな気持ちを持てるようになります。

薬物療法

ADHDに特有な行動パターンの原因となる「不注意」「衝動性」などを和らげます。薬で症状を抑えると、今までの行動パターンを見直す余裕ができ、対策を立てやすくなります。

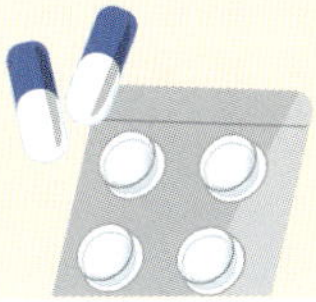

生活改善

自分自身の特性に合わせて、失敗しにくい環境を作ります。苦手な部分を補うためのツールを導入する、失敗を防ぐための予防策を立てるなど、できることはたくさんあります。

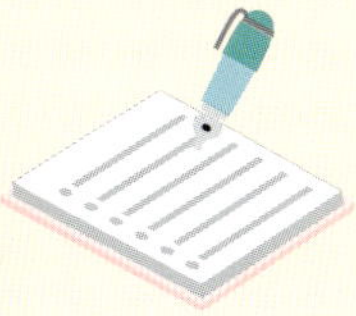

どんな薬を使う？

困りごとや生活サイクルによって薬を選ぶ

ＡＤＨＤの薬物療法で中心になるのは、もちろんＡＤＨＤの特性を和らげる薬。現在、日本では成人に対しては2種類の薬が使われています。

そのほかにも、本人の症状やそのときの状態によってほかの薬を併せて使うことがよくあります。ＡＤＨＤの薬は、神経伝達物質（84ページ参照）に作用して症状を改善させます。神経伝達物質に働きかける薬にはいくつか種類があり、症状によって薬を併用していきます。

たとえば、抗精神病薬であるリスペリドン（商品名リスパダール）は、気持ちの高ぶりをしずめ心身の活動を改善させる働きがあるため、衝動性を和らげる効果を狙って使われることがあります。抗精神病薬には、ＡＳＤの「音や触覚などの刺激に敏感」といった症状（易刺激性）を和らげる効果があるため、ＡＤＨＤとＡＳＤを併せもっている場合にも使われます。

また、感情の起伏が激しい場合には、躁うつ病の治療薬である気分安定薬（炭酸リチウム、バルプロ酸など）が使われるケースもあります。

ＡＤＨＤの特性がある人は、しばしば生活が不規則になりがちで、よく眠れない、昼夜が逆転してしまうなどの睡眠障害に陥っていることがあります。そのような場合には、睡眠薬を使って生活リズムを整えていきます。また、ＡＤＨＤの治療薬や抗精神病薬は脳の働きを刺激する作用があるため、服用時間を守っていくうちに、日中活動的に過ごすリズムができてきます。

このほか、二次障害でうつ病に陥っている場合は、抗不安薬や抗うつ薬が使われます。

用語解説 抗精神病薬　統合失調症や双極性障害などの治療に使われる薬。神経伝達物質のドパミンやセロトニンに作用するものが多い。

ADHD の薬に組み合わせる

ADHDそのものに対する薬

メチルフェニデート（86 ページ参照）と、アトモキセチン（88 ページ参照）が使われます。どちらを使うかは、本人の困りごとの内容と生活サイクルなどを考慮して決まります。また、2017 年にグアンファシン（インチュニブ）が小児用として新たに認可されました。

＋

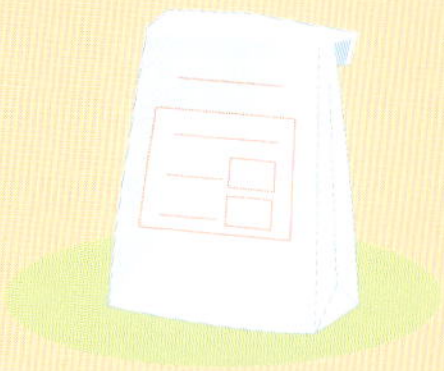

不安やうつを和らげる薬

二次的に不安障害やうつ状態に陥っている場合は、抗不安薬、抗うつ薬などが使われます。

＋

生活リズムを整える薬

夜によく寝て、日中活動的に過ごすリズムを補強するために、睡眠薬が処方されることがあります。

＋

気持ちを安定させる薬

メチルフェニデートやアトモキセチンの作用を増強したり、症状を改善させるために、抗精神病薬を併用することがあります。

ADHDの治療で使われる主な抗精神病薬

薬剤名	働き
リスペリドン ブロナンセリン	神経伝達物質であるセロトニン、ドパミンの受容体を遮断する。
オランザピン クエチアピン	セロトニン、ドパミン、ヒスタミン、アドレナリンなどの受容体を遮断する。
アリピプラゾール	ドパミンの受容体を一部遮断したり、ドパミンの放出を調整したりする。

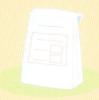

脳の働きを薬で整える

神経伝達物質に作用する

私たちの脳は、無数の神経細胞でできています。神経細胞は「神経伝達物質」を介して情報を伝達し、膨大な情報をやり取りしています。

神経細胞は、お互いが直接結合しているわけではありません。神経細胞同士が結びつく先端部分はシナプスと呼ばれ、その接合部には「シナプス間隙《かんげき》」と呼ばれるすきまがあります。

一方の神経細胞から神経伝達物質が放出されると、シナプス間隙を漂いながら「受容体」に結合し、その刺激によって情報が伝わるのです。一方、受容体と結合しなかった神経伝達物質は、神経細胞の表面にある「再取り込み口」から取り込まれて、再利用されます。

神経伝達物質にはたくさんの種類があり、伝える情報が異なります。神経細胞は、神経伝達物質の種類と量によって、伝える情報の内容をコントロールしているのです。

ADHDでは、神経伝達物質のうちでもドパミンとノルアドレナリンが関係していると考えられています。特にドパミンは、集中力や注意力をコントロールする働きがあるといわれており、ドパミンが適切に働かないことが、ADHDの困りごとを引き起こしていると考えられています。ある研究によると、ADHDのある人の3割以上が、遺伝的にドパミンの再取り込みが過剰になりやすいタイプだといわれています。

ADHDの治療薬はいくつかありますが、いずれも、神経伝達物質の再取り込みを阻害することで、神経伝達物質の濃度を上げて、情報伝達をスムーズにするよう働きます。

神経伝達物質のしくみと薬の働き

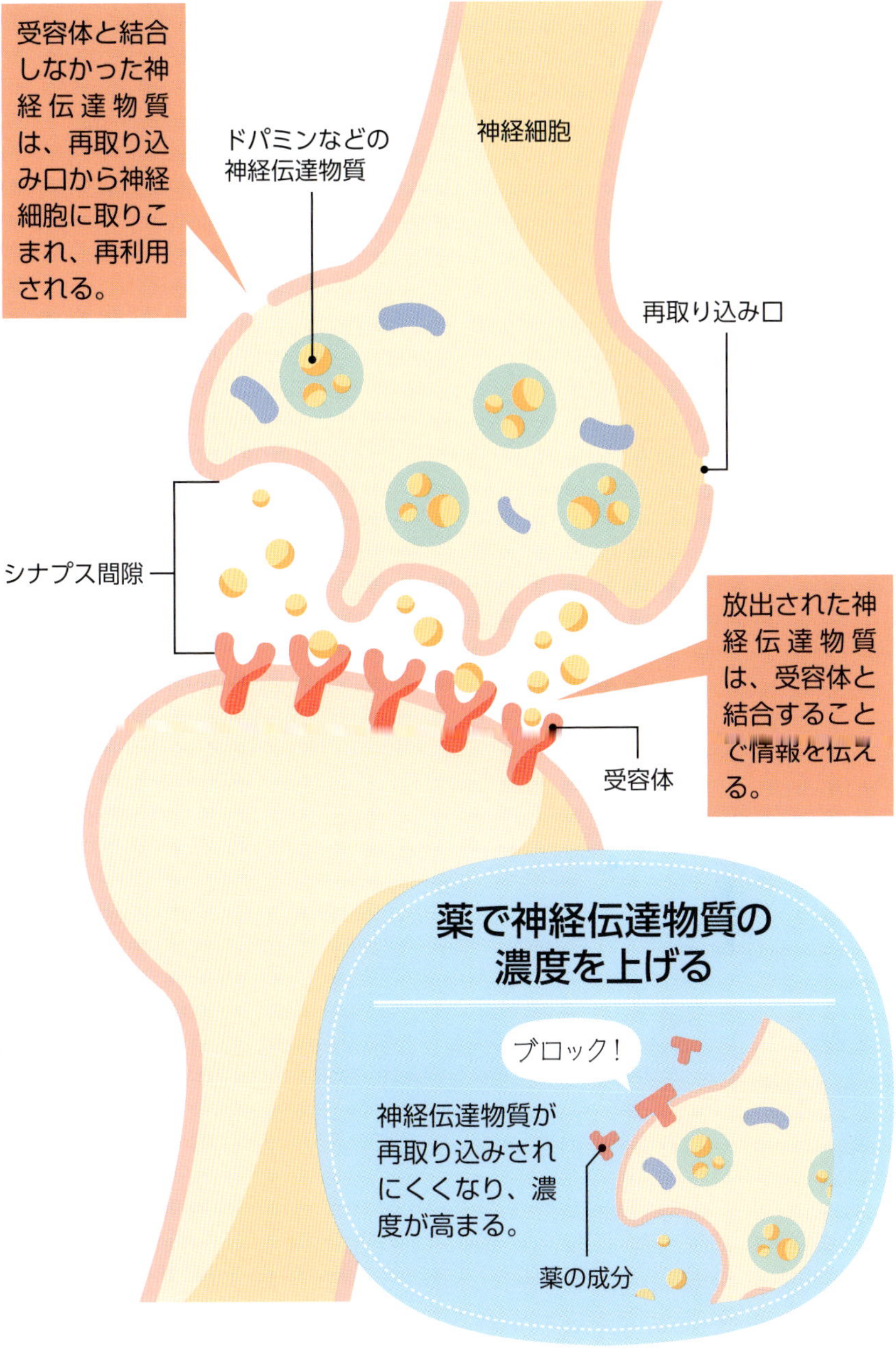

メチルフェニデート（コンサータ）

ドパミンに働きかける

メチルフェニデートは、ＡＤＨＤの治療でよく使われている薬で、「精神刺激薬（中枢神経刺激薬）」です。精神刺激薬にはいくつかの種類がありますが、日本でＡＤＨＤの治療に使えるのは「メチルフェニデート徐放剤（商品名コンサータ）」だけです。

メチルフェニデートは神経伝達物質のうち、ドパミンとノルアドレナリンに働きかけ、「多動」や「不注意」による困りごとを改善させる効果があります。

メチルフェニデートは、少量からのみ始め、効果が十分に感じられる量まで徐々に増やしていき、飲み続ける量（維持量）を決めます。日本では、18㎎錠と27㎎錠、36㎎錠の3種類があるため、18㎎からのみ始め、27㎎、36㎎、45㎎……と徐々に量を増やしていきます。最大72㎎まで増量できますが、通常は27～54㎎を維持量で使う人が多いようです。

メチルフェニデートは効果があらわれるのが早いという特徴があります。早い人では、飲み始めた日に効果が実感できるほどです。ただ、副作用が次項で説明するアトモキセチンよりも出やすいのが難点で、食欲不振や口の渇き、吐き気、頭痛などが見られます。薬をやめなければならないほどのケースはほとんどありませんが、食欲不振のために体重が著しく減るといった場合は、薬を減量したり、別の薬に変えることもあります。

なお、メチルフェニデートはかつて同じ成分の「リタリン」という薬が乱用を招いたため、指定された医師しか処方できず、流通が制限されています。ただ、今使われている徐放剤は成分が少しずつ放出されるよう加工されており、依存や乱用の恐れはほとんどありません。

用語解説 精神刺激薬　中枢神経を刺激して集中力を高める一方、過剰な興奮、衝動性を抑えるように作用する。

メチルフェニデート徐放剤（コンサータ）の特徴

メリット

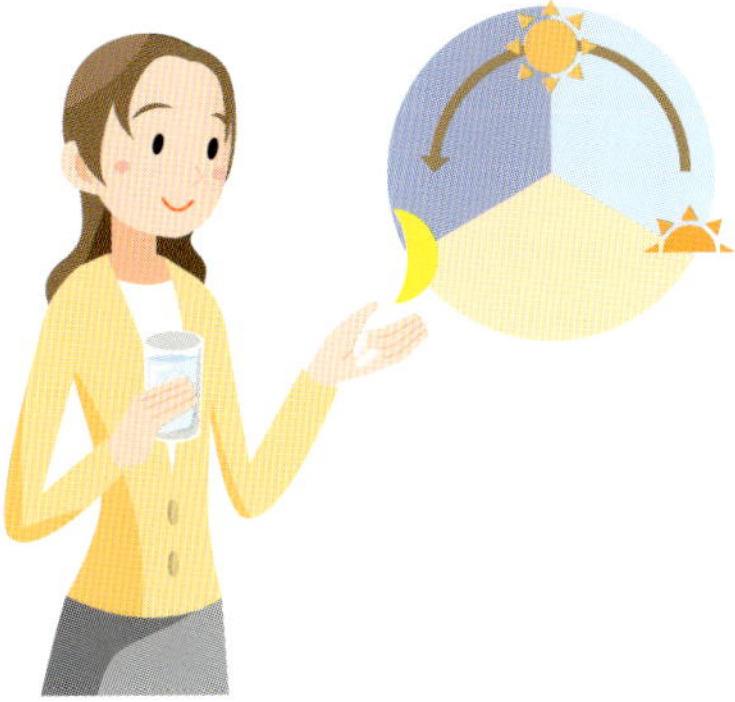

のみ忘れしにくい

朝飲むと夕方から夜まで効果が持続するため、服用が１日１回ですみ、のみ忘れを防ぎます。薬の成分が徐々に放出される（徐放）ため、一回の服用でほぼ 12 時間効果が続き、しかも体内の薬の濃度が一定に保たれます。

副作用

●口の渇き

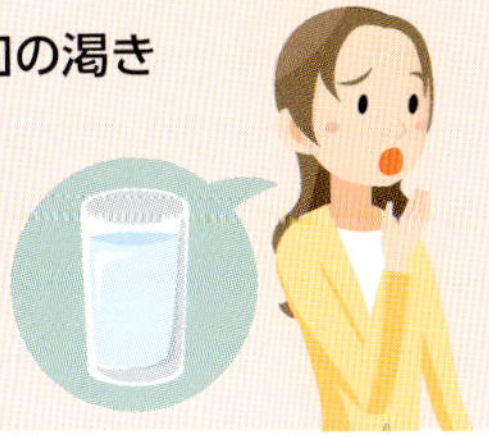

●吐き気

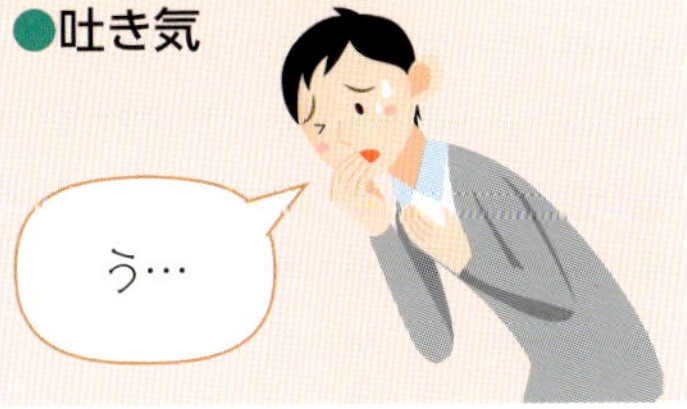

●食欲不振

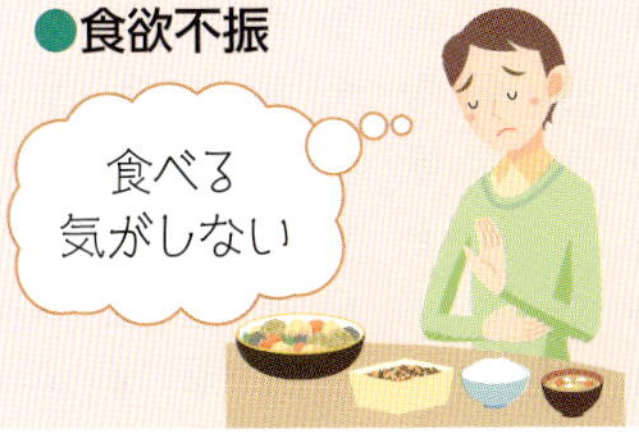

●頭痛

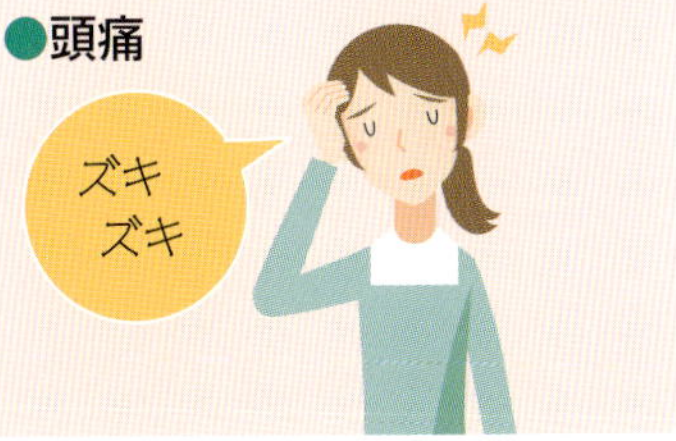

のむのをやめるケースは少ない

副作用の研究では、薬をのむ量と副作用の頻度には相関性がなく、量が少なくても副作用が起こる可能性があります。また、のみ続けられないほど強い副作用が起こることはまれです。

アトモキセチン（ストラテラ）

ノルアドレナリンに働きかける

アトモキセチン（商品名ストラテラ）は、「選択的ノルアドレナリン再取り込み阻害薬」と呼ばれる薬で、ノルアドレナリンの再取り込みを阻害することで、ノルアドレナリンによる情報伝達をスムーズにする作用があります。また、しくみはよくわかっていませんが、ドパミンにも作用することがわかっています。アトモキセチンは「不注意」と「多動・衝動性」の両方に効果を発揮します。

アトモキセチンは、メチルフェニデート徐放剤が最大12時間の効果であるのに対し、持続的な効果がみられることが特徴です。そのため、仕事が夜まで続くなど、夜間に効果を持続させたい場合には、アトモキセチンが向いていると言えます。また、依存や乱用のおそれがない点も、アトモキセチンのメリットです。

ただ、アトモキセチンはメチルフェニデートにくらべて、十分な量（維持量）まで増量するのに時間がかかります。そもそものみ始めてから効果が感じられるまでに2週間程度かかるうえに、特にのみ始めの時期に、吐き気や食欲減退などの消化器症状が強く出やすいためです。ただ、消化器症状は飲み始めてから数週間ほどでかなり減ってくるため、ごく少量から始め、1～2カ月かけて少しずつ量を増やしていくのが一般的です。個人差はありますが、だいたい20～40㎎から始め、80～120㎎まで増量するケースが多いようです。

このほかADHD治療薬としては、2017年にグアンファシン（商品名インチュニブ）が小児用として認可されました。

アトモキセチン（ストラテラ）の特徴

メリット

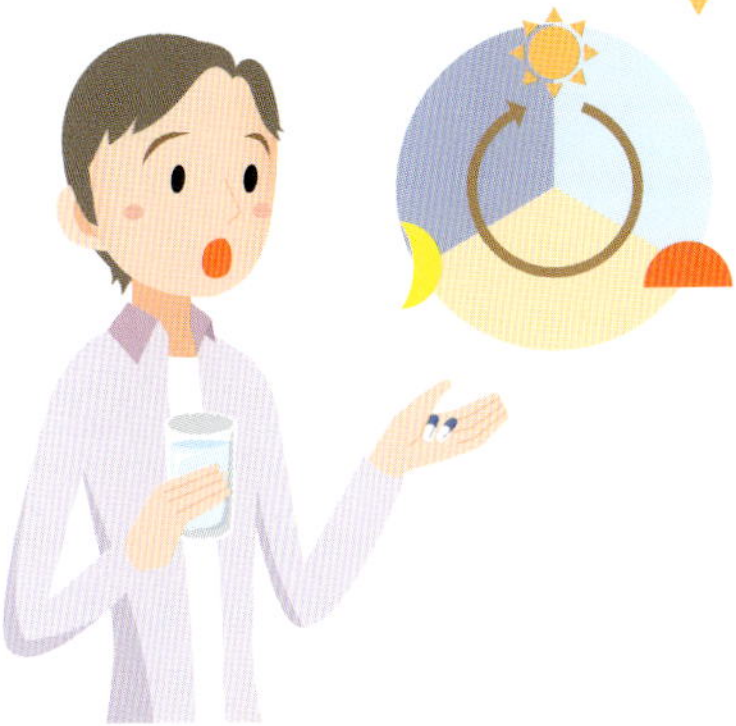

効果が長続きする

アトモキセチンは１日１～２回服用します。継続して服用することによって、脳の受容体のバランスを整え、夜間にも安定した効果を発揮します。

副作用

- 吐き気
- 口の渇き
- 食欲がなくなる

副作用は時間とともに軽くなる

のみ始めの時期には吐き気などの消化器症状が出やすいのですが、のみ続けるうちに治まってくることがほとんどです。

薬の量は少しずつ増やしていく

副作用が出やすいことから、薬の維持量はゆっくり決めていきます。効果が実感できるようになるのにも時間がかかるので、あせらず服用を続けます。

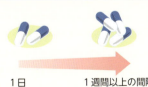

効果を見ながら薬を選んでいく

ストラテラかコンサータからスタート

現在のところ、日本でも海外の例を見ても、ADHDの薬物療法はメチルフェニデート（徐放剤）かアトモキセチンが中心です。

メチルフェニデートは、子どものADHDでは70％以上のケースで有効というデータがあります。大人でもほぼ同じと考えられています。また、アトモキセチンとメチルフェニデートの有効率はほぼ同等と言われており、大人のADHDで薬物療法を行う場合は、このどちらかを最初に使っていきます。

即効性を求めるなら、メチルフェニデートが第一選択薬として選ばれます。ただし、過去に精神病のような症状があった人や、依存の危険性が高い場合には、アトモキセチンからスタートするほうが望ましいとされています。

第一選択薬で効果があった場合は、十分な量を見極め、その量を維持していきます。

しかし、第一選択薬では効果が不十分な場合や、副作用などの問題があったときには、メチルフェニデートとアトモキセチンのうち、第一選択薬で使わなかった薬に切り替えます。この段階で効果が得られれば、やはり十分量まで増量して、維持します。

第二段階でも十分な効果が得られなかった場合は、メチルフェニデートとアトモキセチンを併用するか、別の種類の薬に切り替えて、本人に合った薬を探していきます。

なお、ADHDの薬物療法をどのくらいの期間続ければよいかについてはまだ決まったルールはありません。ただ、困りごとへの対策を立てたり、心理教育を併用して進めたりすることを考えると、半年～1年ほどは継続したほうがよいと考えられます。

本人に合う薬を探す

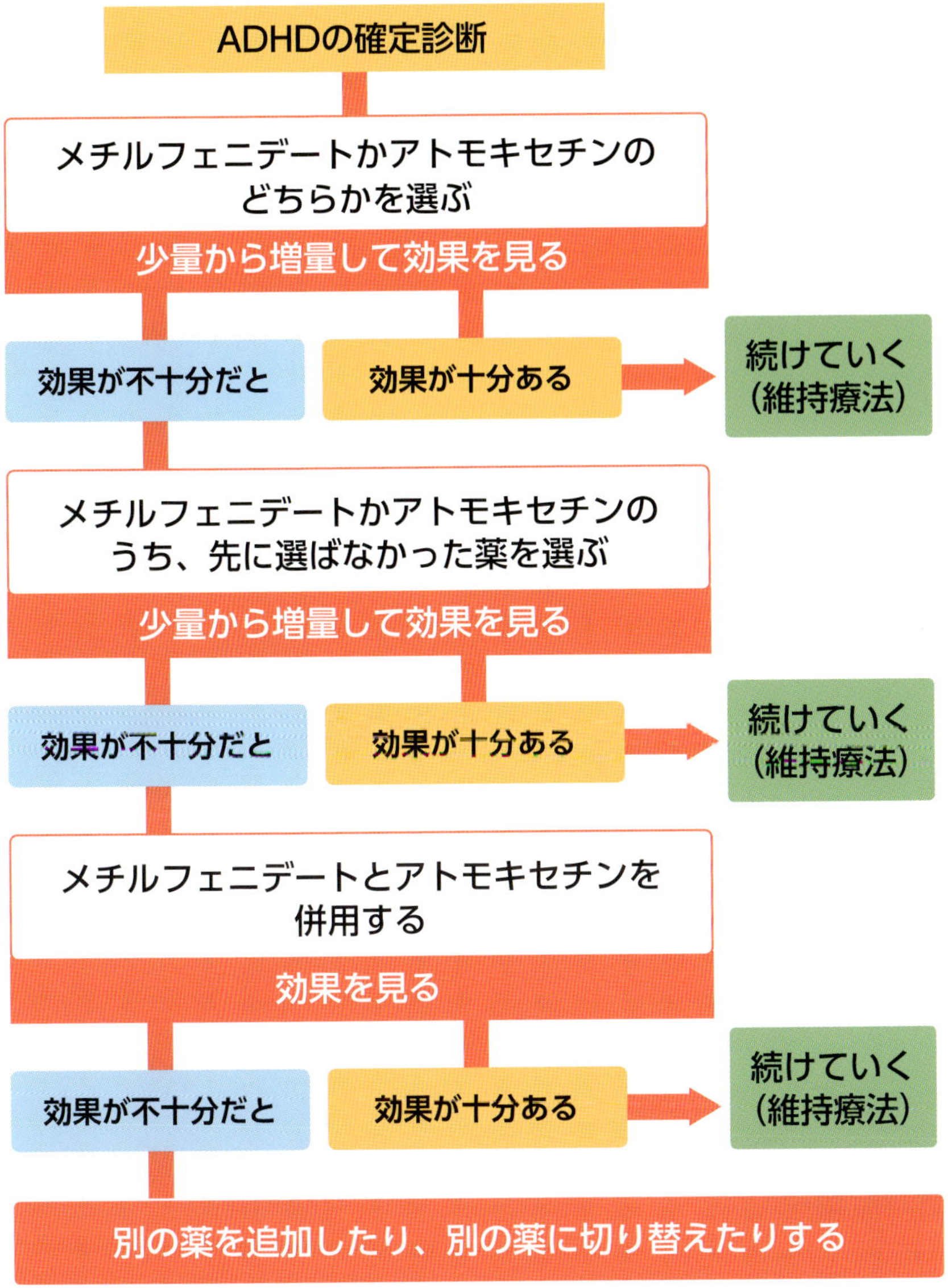

2017年にグアンファシン（インチュニブ）が小児用として新たに認可されました。薬物療法の選択肢は今後も増えていくと考えられます。

うつや不安感を改善させる薬

抗不安薬や抗うつ薬が使われる

ＡＤＨＤのために、二次的にうつ病にかかっているときや不安障害がある場合には、ＡＤＨＤと同時に、うつや不安感に対処する治療が必要です。

うつ病の治療では、ノルアドレナリンやセロトニンなどの神経伝達物質に作用する抗うつ薬が使われます。ノルアドレナリンは意欲や判断力、セロトニンは食欲や衝動性のコントロールに関わる働きがあり、うつ病ではこれらの働きが低下していると考えられているためです。

抗うつ薬には、作用が強いものの副作用も強い「三環系抗うつ薬」「四環系抗うつ薬」と、作用が穏やかで副作用の少ない「ＳＳＲＩ（選択的セロトニン再取り込み阻害薬）」や「ＳＮＲＩ（セロトニン・ノルアドレナリン再取り込み阻害薬）」があり、症状の程度などを見ながら薬を選びます。

不安障害の治療としては、ＳＳＲＩや抗不安薬が使われます。効き目があらわれるまでに時間がかかるＳＳＲＩに比べて、抗不安薬は即効性がある反面、長い間使っていると依存性が出やすいという問題があります。そのため、症状などを見ながら薬を使っていきます。

うつ病でも不安障害でも、薬を使うだけではなく「不安を感じやすい受け取り方のクセ」「不安やうつに陥りやすい考え方のパターン」などを変える「認知行動療法」をいっしょに行うのが理想的です。

ＡＤＨＤと二次障害のどちらの治療を先行すべきかは、まだ定説はありません。ただ、うつ病や不安障害の程度が重い場合は、まずその治療を優先し、軽快してからＡＤＨＤへの対策や心理教育に取り組んだほうが軌道に乗りやすいでしょう。

用語解説　抗不安薬　強い不安感や緊張感をやわらげる働きがある反面、長期間使い続けると、薬の効き目が弱まったり、急にやめると反動が出る恐れも。

薬だけに頼らない

1 薬をまずしっかり使う

どんな薬でも、十分な効果を得るためには十分な量を使うことが大切です。とかく精神科の薬は誤解を招きやすいのですが、抗うつ薬や抗不安薬は、処方通りにしっかり使います。自己判断は避け、気になることは医師に相談しましょう。

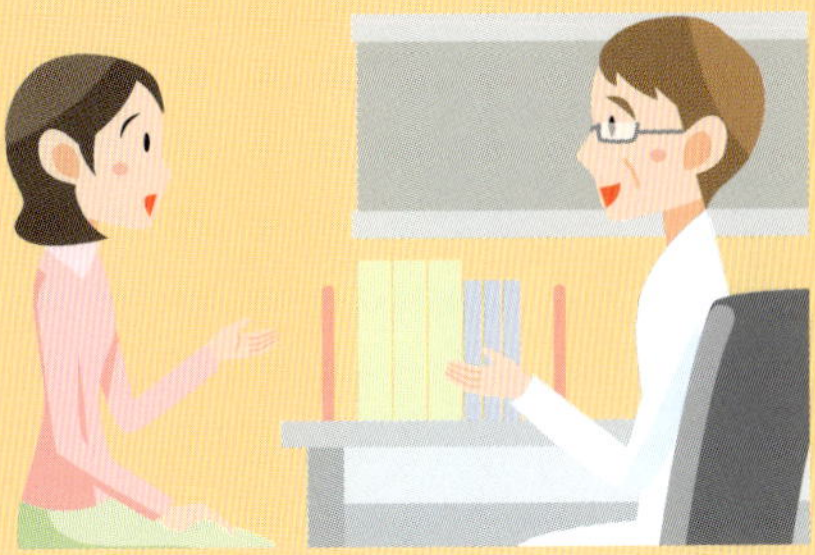

2 少量を長く使う

十分な量がわかったらしっかり使い、症状が改善してきたら、徐々に薬を減らしていきます。急にのむのをやめると症状がぶり返すなど、再発の危険が高まります。少量を長く使うことで再発を防ぎ、よい状態をキープします。

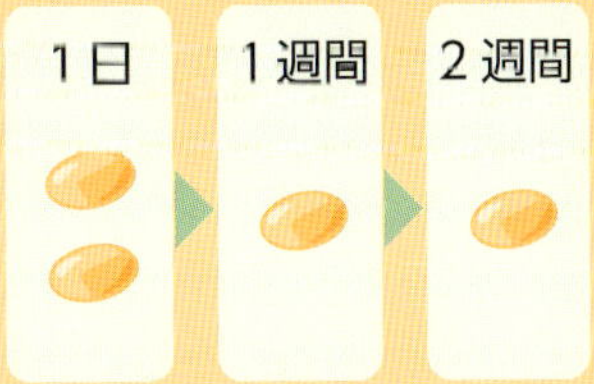

3 不安やうつを感じやすい考え方に気づく

薬物療法と並んで、自分の考え方のクセに気づき、治していく「認知行動療法」を行うことがよいといわれています。うつや不安に陥りやすい思考パターンを改善するため、うつを治すだけでなく、再発を防ぐ効果が期待できます。

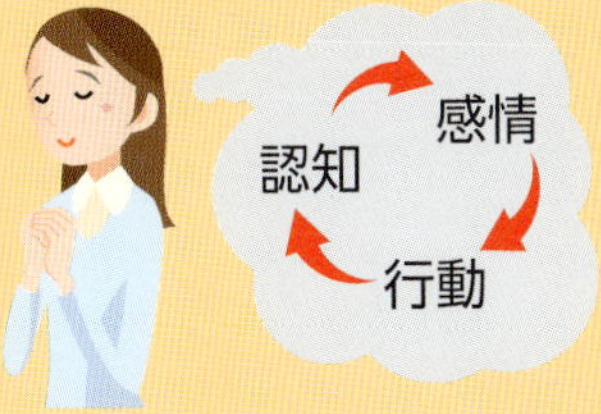

生活リズムを整える薬

睡眠薬などを補助的に使うことも

ＡＤＨＤの特性の一つに「ものごとにのめり込みやすい」という性質があります。テレビを見続けたり、ゲームにはまったりして生活リズムが不規則になりがちです。また、不安障害やうつ病の症状として、寝つきが悪い、ちょくちょく目が覚めてしまうといった「睡眠障害」が起こるなど、ＡＤＨＤの特性がある人は睡眠のトラブルを抱えやすいのです。

睡眠がしっかりとれない状態が続くと、メラトニンなど睡眠に関わる脳のホルモンバランスが乱れます。すると、ひいてはドパミンやノルアドレナリンなどの神経伝達物質のバランスにも影響が及びます。夜に質のよい睡眠を十分にとれないと、日中に眠気を引きずってパフォーマンスが悪くなるだけでなく、ＡＤＨＤそのものにも悪影響が及ぶ可能性があるのです。

ＡＤＨＤの特性があり、生活リズムが乱れている場合には、寝つきをよくする睡眠導入薬を補助的に使って、生活リズムを整えていきます。

もちろん、夜は早めの時間に就寝し、朝は早めに起きるよう心がけるのも欠かせません。質の良い睡眠がとれると、脳が元気になりますし、感情も安定してよいサイクルが生まれます。

ＡＤＨＤの治療で使われるのは作用時間の短い薬がほとんどですが、人によっては「朝起きられない」「昼間も眠い」など効きすぎる場合があります。目覚めた後の感覚や日中の様子も医師に伝えましょう。

なお、メチルフェニデートは中枢神経刺激薬なので、朝に服用するとスッキリして、自然に生活にメリハリがつくという効果があります。

睡眠の困りごとが多い

ADHDのある人に多いトラブル

夜更かししがち

テレビやインターネット、ゲームなどをなかなかやめられず、気づくと真夜中……ということになりがち。

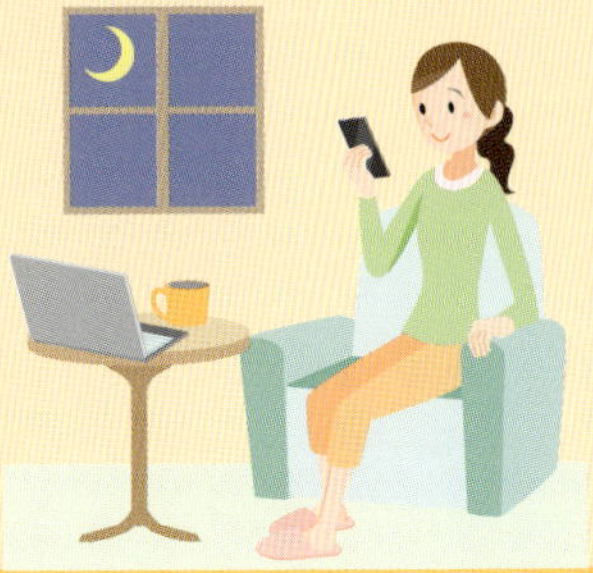

寝つきが悪い

多動・衝動性が強い人では、頭の中がザワザワして落ちつかない感覚のために、なかなか寝付けないという場合があります。

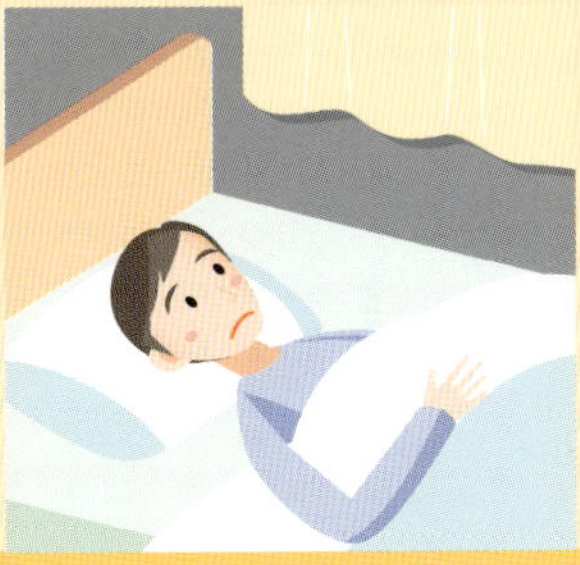

日中の活動に影響する

夜しっかり眠れないと、昼間に眠気を催したり、睡眠不足のためにいつも以上に注意散漫になりがち。「うまくいかない」に拍車がかかってしまいます。

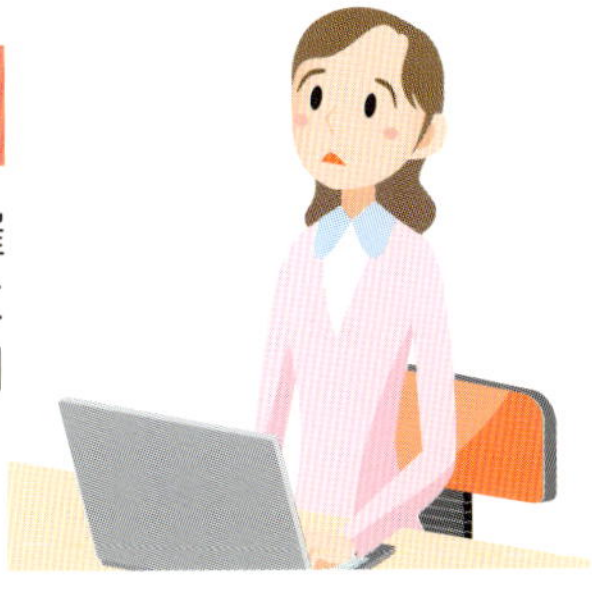

薬の助けを借りる

悪いリズムを断ち切り、適切な時間に眠れるように、睡眠薬の力を借ります。もちろん、「適切な時間に布団に入る」「日中は体を動かす」などの工夫も欠かせません。

CASE4 うつ病として治療していたDさん

仕事の忙しさからうつ病に…？

Dさんは30代半ばの男性。工学系の大学を卒業したあと、現在はパソコンソフトを扱う会社で営業職として働いています。働き始めたころは業務上の問題は特になかったのですが、仕事量が増えるにつれて少しずつミスが増えるようになり、たびたび書類のしめ切りや納期を破るようになってきました。

これではいけないと思うものの、次々に業務が押し寄せ、泥縄式の対応しか取れない状況が続いたのです。そのうえ、上司の指示や同僚の話を一回で把握できないことも多く、また、自分の考えや意見をうまく伝えられないこともありました。

本来の業務と、ミスのフォローなどで仕事量はどんどん増え、仕事が終わるのが夜の11時を過ぎることもしょっちゅうでした。

ある日、とうとう重要な締め切りを破ってしまい、上司の指示で精神科を受診したところ、「うつ病」と診断され、SSRIによる治療が始まりました。ところが、薬をしっかり飲んでも改善しません。自分はADHDではないかと疑って、発達障害の専門外来を受診したところ、ADHDであることがわかりました。Dさんは子どものころから忘れ物が多く、現在でも財布や携帯を忘れることはしょっちゅう、家でもテレビのリモコンをなくして不便を強いられることがたびたびだったのです。

Dさんはメチルフェニデートによる治療を開始し、1日36㎎まで増量したところ、仕事上のミスが劇的に減り、周囲ともコミュニケーションがよくとれるようになりました。ただ、調子がよくなったぶん多忙になりやすく、睡眠不足には気をつけるようにしています。

就職後にうつ状態に

子どものころは

落ちつきがなく、ささいなことで友達とケンカしたり、忘れものが多かったのですが、落ちつきのなさや衝動性は成長とともに治まってきます。

就職後

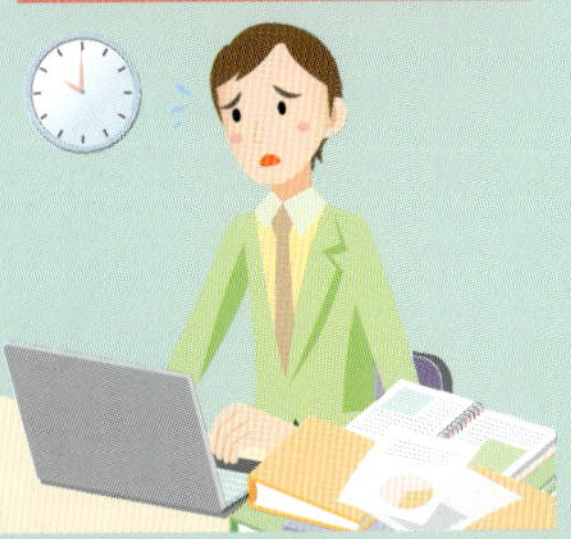

仕事が忙しくなるとともに、ミスが増えるように。さらに、言われたことがすぐに理解できず、周囲とのコミュニケーションがうまくいかなくなります。

大きなミス

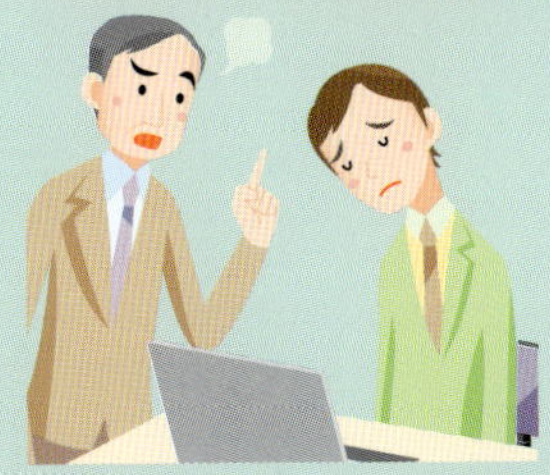

自分が担当していた仕事で、大切な締め切りを破ってしまいます。このミスは周囲への影響も大きく、上司から強く叱責され、受診するよう言われます。

うつ病と診断

ミスの直前が非常に忙しく、精神的にも体力的にも負担が大きかったことなどから、うつ病と診断され、治療を受けます

改善せず

別の医療機関でADHDと診断される

現在の状況だけを見ると、うつ状態であることは確かですが、子どものころの状況から見ると、ベースにADHDがあり、その特性のためにうつ状態が起こっていたと診断されました。

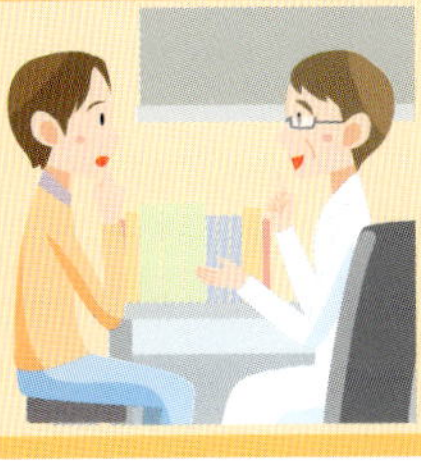

薬を使うときに気をつけること

気になることは医師に相談を

　世の中の薬のなかでも、特に精神科の薬に対する抵抗感や誤解はまだまだ大きいのが実情です。ADHDの薬物療法も例外ではありません。精神科の医師であっても、メチルフェニデートなどの中枢神経刺激薬は乱用につながるという誤解を持っている人がいるほどです。

　もちろん、どんな薬にも副作用などのデメリットはあります。しかし、ADHDの薬物療法では、本人の困りごとや社会生活での影響に比べ、薬によるデメリットは小さいといってよいでしょう。

　適切な薬物療法は、ADHDの特性そのものを和らげるだけではありません。薬を使ってADHDの困りごとをコントロールしていくことで、うつ病などの二次障害を予防する効果があることが実際の研究でも認められています。

　また、メチルフェニデートによる乱用があったのは、徐放剤が開発される前のこと。現在使われている徐放剤は、乱用や依存の危険性はほとんどありません。しかも、ADHDの薬物療法を受けているほうが、薬物依存に陥る危険性が低いことがわかっています。薬物療法によって、依存に陥りやすい特性をカバーすることができるのです。

　日本では、子どものADHDの治療では長く薬が使われてきましたが、大人のADHDで薬を使えるようになったのは、アトモキセチンが2012年、メチルフェニデート徐放剤が2013年と比較的最近であるため、大人のADHDの薬物療法についてはまだ情報が少ない状況です。薬の働きや効果についてよく知り、治療に前向きに取り組みましょう。

薬について知ろう

効果を知る

ADHDの特性を改善させることで、うつ病や不安障害、依存症（薬物依存やアルコール依存）の危険性を少なくすることができます。

また、薬で症状を軽くすることで、生活環境の改善に取り組みやすくなったり、コミュニケーションのトラブルが少なくなり、「こうすればよい」「できる」という自信を育みます。

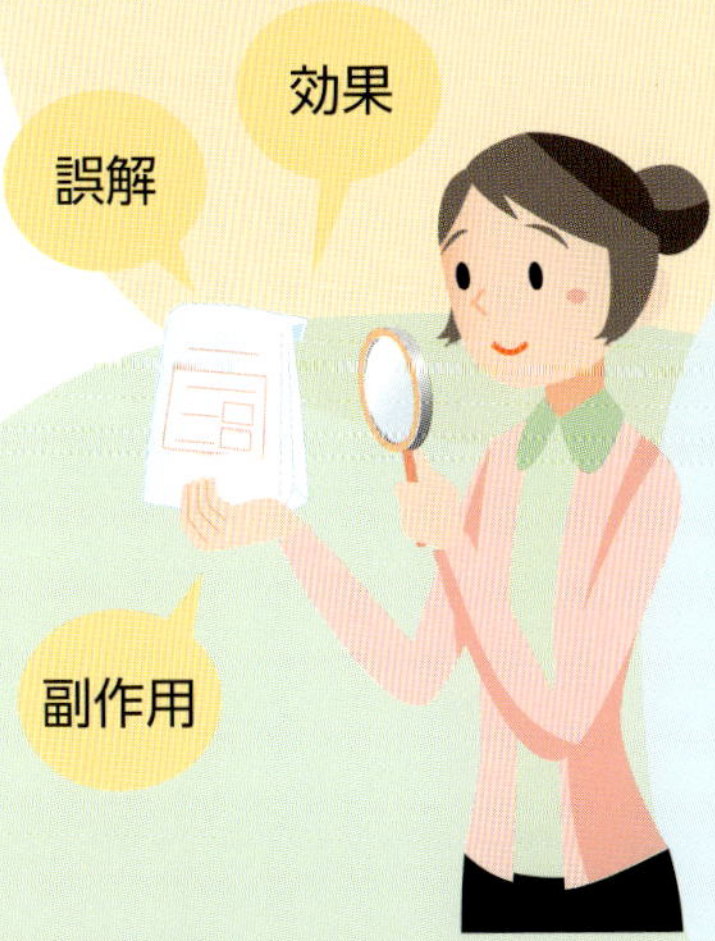

副作用を知る

薬を使っていくうえでは、副作用を避けられない場合もあるため、どんな副作用があるのか知っておきましょう。不快な症状が起きても、「これが副作用だ」とわかれば不安が和らぎます。

正しい使い方を知る

正しく使えばリスクは最小限となり、強い味方になることをしっかり理解しよう。

勝手にやめない

ADHDの薬物療法で「薬を勝手にやめる」場合の理由は、主に次の二つです。

一つは、副作用のために、のみ続けるのがつらい場合です。特にアトモキセチンはのみ始めに副作用が出やすく、のみ続けるうちに軽快するという特徴を知っていないと、のみ続けるのがつらくなってしまいます。薬を処方されたら、医師や薬剤師によく説明を受けておきましょう。

また、指示された用法・用量を守ることも大切です。ADHDの薬は、どちらも少量から始め、効果が得られるまで徐々に増やしていきます。医師の指示通りにのまないと、医師は効果を正しく判断することができません。

薬をのんでいるときに、困ったことや疑問があったら、まずは病院に連絡して、指示を受けましょう。薬ののみ方を変える、中断するなどの指示を受けられますし、次の診察の予定を早めるなどの対応が取れます。

もう一つは勝手に「もう薬がなくても大丈夫」という判断をして、服薬を中止する場合です。ADHDの薬をどのくらいの期間のみ続けるかは、今のところ決まったルールはありません。本人の状況を見ながら、医師とよく話し合って薬との付き合い方を決めていきます。

薬物療法では、薬の働きで「集中できるようになる」「ケアレスミスが減る」「衝動性が和らぎ、周囲とのコミュニケーションがうまくいくようになる」などの効果が得られます。しかし、薬だけに頼っていると、働きすぎや睡眠不足に陥る危険性がありますし、薬をやめると元に戻ってしまう可能性があります。

薬をやめる際には、生活環境や生活リズムがしっかり整っているかどうか、ふり返ってみることが重要です。

薬の自己判断は禁物

対策①
説明をしっかり受ける

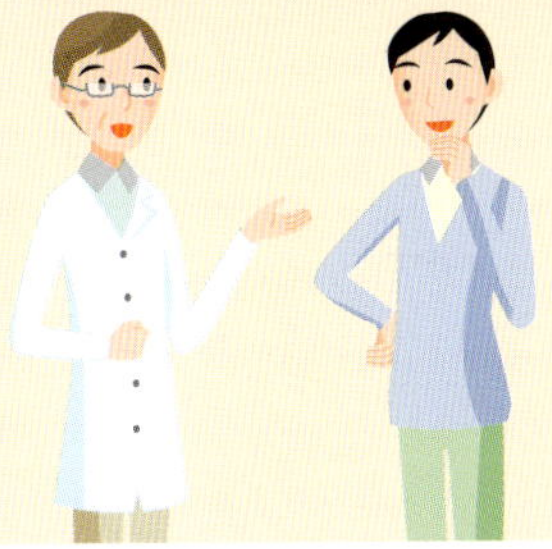

薬をのみ始めるときには、薬の作用や副作用についてしっかり確認を。のみ続けて、効果が実感できるようになったら、生活上の工夫や注意点をしっかり聞いておきましょう。

対策②
メモを取っておく

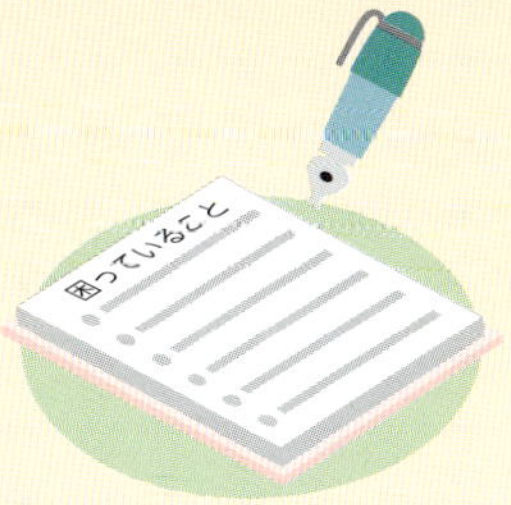

薬について疑問に思ったことや、気になる症状があったときは、次の診察で確認できるようメモにまとめておくとスムーズです。

対策③
病院などに連絡する

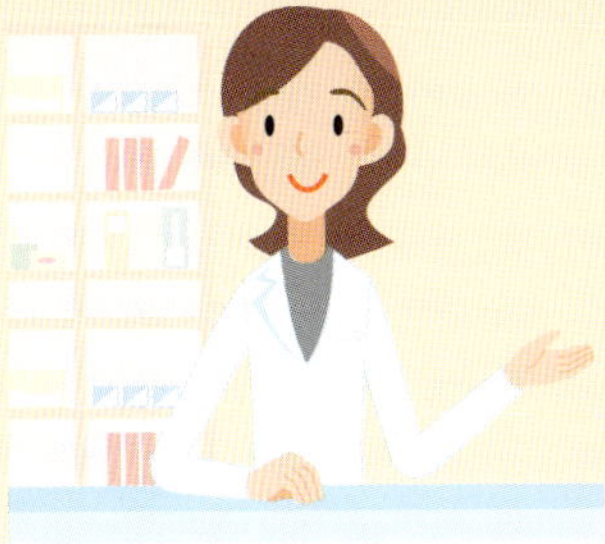

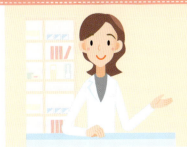

副作用やその他の理由で薬をのむのがむずかしいときは、通っている医療機関や薬剤師に相談しましょう。具体的な対策がとれなくても、原因がわかるだけで不安が軽くなります。

妊娠・授乳は医師と相談して

大人の女性の場合、ADHDの治療を受けている間に、妊娠、出産というイベントが重なる可能性があります。ADHDの薬は半年～1年続けて服用することが多いので、服用期間の妊娠や授乳について、赤ちゃんに影響がないかを心配する人は多いでしょう。

アメリカの食品医薬品局（FDA）では、薬の胎児への影響をいくつかの区分に分けています。これによると、メチルフェニデート、アトモキセチンはどちらも、「薬については潜在的リスクがあるが、妊婦への使用が正当化されることがある（使用したほうが、しないよりも有益な場合がある）」という区分に分類されています。つまり、胎児に危険が及ぶ可能性はゼロではないが、使わないよりも使ったほうがよい場合がある、というあいまいなランク付けになっています。日本の添付文書（薬の取扱説明書）でも、「有益性がリスクを上回るときのみ投与」と書かれているだけです。

ADHDの治療に関しては、そもそもADHDは命にかかわるものではないので、妊娠を希望するときや妊娠、授乳期に薬を使うかどうかは本人と医師でよく話し合って決めるのが実情です。リスクを避けるためにも、軽症の場合には、できるだけ薬物療法以外の方法で困りごとを解消していくことを検討するとよいでしょう。

なお、ADHDの特性がある女性では、困りごとがどっと増えるイベントが結婚と育児です。自分だけならなんとかなっていても、パートナーと暮らす、子どもの面倒を見るという環境の変化がADHDによる困りごとを引き起こすのです。

妊娠や出産、育児というイベントを乗り越えるには、パートナーの協力が不可欠です。治療だけでなく、生活でどのようなサポートが必要になるのか、長期的な視野をもって話し合いましょう。

用語解説　FDA　Food and Drug Administrationの略。アメリカの政府機関で、食品、医薬品や医療に関わる精密機器、化粧品などの審査・取り締まりを行う。

妊娠は周囲の理解も大切

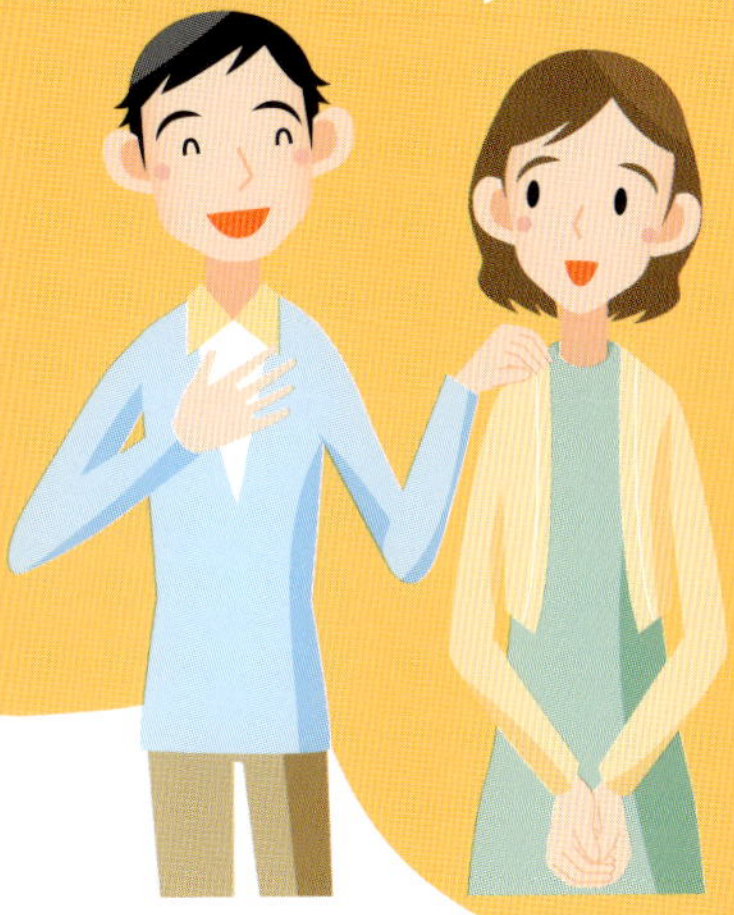

パートナーの協力は不可欠

妊娠中の体調管理や育児などにパートナーの協力は不可欠です。薬についてのリスク、薬を中断した場合に必要なサポートなども含めてよく話し合いましょう。

一人で抱え込まない

妊娠を希望する場合は、一人で抱え込まずにパートナーや担当医、ADHDの治療を受けていることを知っている人に相談しましょう。

妊娠を希望する場合の対策は３つ

① 出産まで薬を中断する

日常生活での工夫や、環境改善などの対策がきちんと進んで困りごとがコントロールできている場合は、妊娠に備えて薬を中断します。

② リスクの高い時期のみ中断する

おなかの中で胎児が育つ期間のうち、脳や中枢神経系が形成される時期（おおむね初期３ヵ月ほど）だけ、薬を中断し、薬の影響が少ない時期に入ったら、薬物療法を再開します。

③ 症状が落ちつくまで妊娠を待つ

薬物療法を始めたばかりの時期など、困りごとがまだ解消しきれていないときは、ADHDの治療を優先させ、生活改善や対策が軌道に乗るまで妊娠を控えます。

知ることが治療につながる

ＡＤＨＤの特徴と自分の特性を知る

「遅刻が多いから早めに家を出る」「なくしものが多いから片付けたほうがいい」とわかっていても、なかなか実行できないのは「なぜ」なのか。大人のＡＤＨＤでは、長い間この「なぜ」に突き当たっている状態です。多くの人が「ほかの人ができることを、自分はどうしてできないのか」「自分はダメな人間だ」といった思いにさいなまれています。

治療では、自信が持てない状態や周囲に認めてもらえないという気持ちを修正するプロセスが欠かせません。これをサポートするのが「心理教育」です。

心理教育は、まずＡＤＨＤについて知ることから始めます。ＡＤＨＤの特性を知ることは、自分が今まで感じていた「なぜ」への答えを知るということ。今まで「やる気」、「根性」、「人間性」などの問題と周囲に言われ、自分でもそう思い込んでいた失敗が、「ＡＤＨＤの特性があるためにそのような行動パターンになる」と見えるようになるのです。

ただ、ＡＤＨＤは脳の機能のかたよりによって起こるもので、治療や薬によって完全に「治る」ものではありません。ＡＤＨＤの特性はその人の個性を形づくるものですから、自分の特性を受け入れる気持ちも必要です。自分が不得意なことを認めるのはつらいときもありますが、それを受け入れず無理をしていると、対策を考えたり、周囲からのサポートを受けたりといった前向きな姿勢に切り替えることができません。自分自身に負担をかけるばかりか、特性を活かすチャンスを失うことになるのです。

特性を受け入れることは「これからどうするか」を考えるスタート地点に立ったということなのです。

知ることが前進につながる

「なぜ」のままでは効果的な対策を立てられない

ADHDのことを知らないと、一般的な対策ではなかなか解決できません。

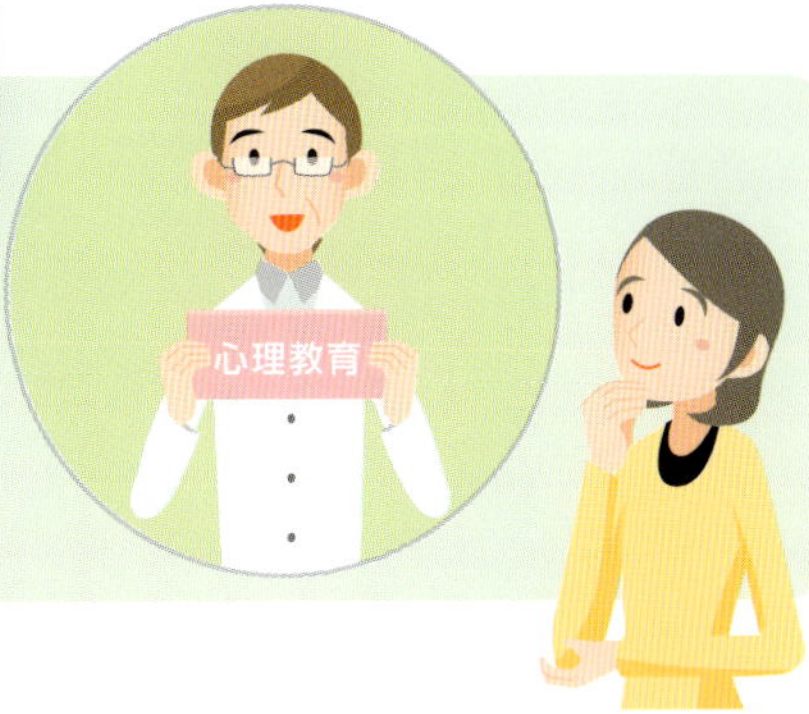

「なぜ」がわかる

自分の努力や心がけの問題ではなく、自分の中のADHDの特性がその状態を招くのだということがわかります。必要以上に自分を責めなくて済みます。

ADHDについて知る

たとえば、「単調な作業ができない」「ちょっとした刺激で注意がそれやすい」などのADHDの特性がわかってくると、単に「集中力が弱い」と思っていたのが「周囲の音で集中力が途切れる」という具合に、困りごとを具体的に見られるようになります。

自分の特性を受け入れる

集中力が弱いより強いほうがいいと思う人がほとんどでしょう。集中力にかなりムラがあることを受け入れるのはつらいものです。しかし、何が苦手かわかると、具体的な対策が立てられます。

立ち向かう気持ちが出てくる

自分の特性を知ると、不得意なことだけではなく、逆に得意なことも見えやすくなります。得意を活かすにはどうすればよいか、どうすれば不得意をカバーできるかという前向きな気持ちが出てきます。

失敗から学ぶ

ＡＤＨＤの特性は決まっていますし、そこからくる困りごとにも共通点があります。ただし、それによってどのような不都合が出てくるかは、生活環境や周囲の人との関係などによって変わります。

そこで、心理教育では、自分の困りごとや、具体的な失敗を思い出して、それがＡＤＨＤの特性とどのように関連しているかに目を向けていきます。

ＡＤＨＤの特性がかかわっていることがわかれば、その特性をカバーするための、自分なりの対策を立てられるようになります。

心理教育では、医師やカウンセラーなどの治療者が一方的に対策を「指示」するのではなく、本人の具体的な経験を元に話し合いながら対策をいっしょに考えていくのが理想的です。ただし、実際には時間的な制約もあり、なかなか十分な時間をかけることはむずかしいでしょう。

そこで、大人のＡＤＨＤでは、当事者同士のグループに参加している人もいます。お互いに経験を話し合う場をもつことがよい刺激になることがしばしばあります。

医師や治療者からの「指導」ではなく、同じ経験をした当事者の言葉は、よりインパクトがありますし、共感を持って受け入れられます。

当事者グループとは、ＡＤＨＤのある大人がお互いに情報交換をしたり、相談したりして支え合うもので、「自助グループ」とも呼ばれます。

当事者グループに興味がある場合は、自分が通っている医療機関で尋ねたり、インターネットなどで探す方法があります。グループによって、活動内容や方針が多少異なるので、自分に合ったところ、興味を持てるところを探してみましょう。

専門外来での診療プログラムとしてグループセラピーを行っている医療機関もありますが、数は多くありません。

失敗が成功の元になる

失敗をふり返る

失敗の内容を具体的にふり返ってみます。
例）「毎月２回ある作業のレポート
提出をいつも忘れてしまう」

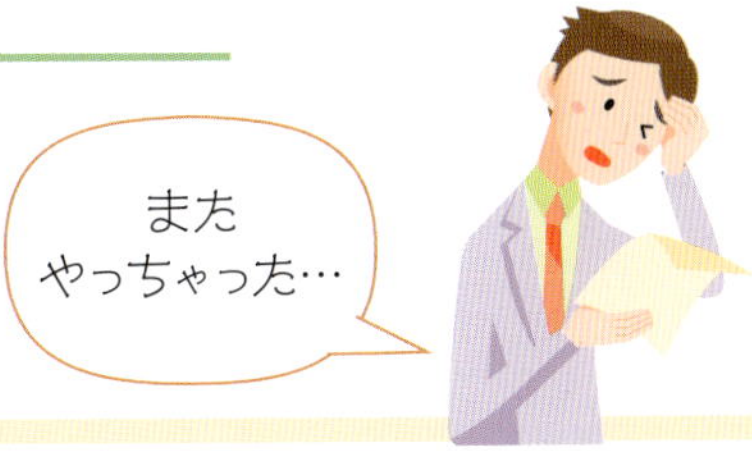

例
しめ切りは毎月 10 日と 25 日で決まっているのに、すぐ忘れてしまう
当日になって気づいても、ついほかのことを始めて忘れてしまう
提出前に先輩のチェックを受けることになっているのに、相手のスケジュールを確認していない　など

ADHDのどの特性によるものか考える

失敗したときの状況をくわしくふり返り、ADHD とどんな関連があるか考えます。

集中できない　不注意

↓

具体的な対策を立てられるようになる

失敗は「忘れっぽい」「先延ばしにする」「段取りが取れていない」などの要因が関係するので、個別に対策を立てていきます。

例
予定表に９日と 24 日に「先輩スケジュール確認」
10 日と 25 日に「レポート提出」と記入しておく
やることの優先順位をメモに書き出す　など

当事者グループで話し合うと、アイデアが出やすい

同じ経験をした人だからこそ、具体的な対策やヒントを得られます。また、悩んでいるのが自分だけではなく、同じ経験をした人がいるという共感が持てるのもグループのメリットです。

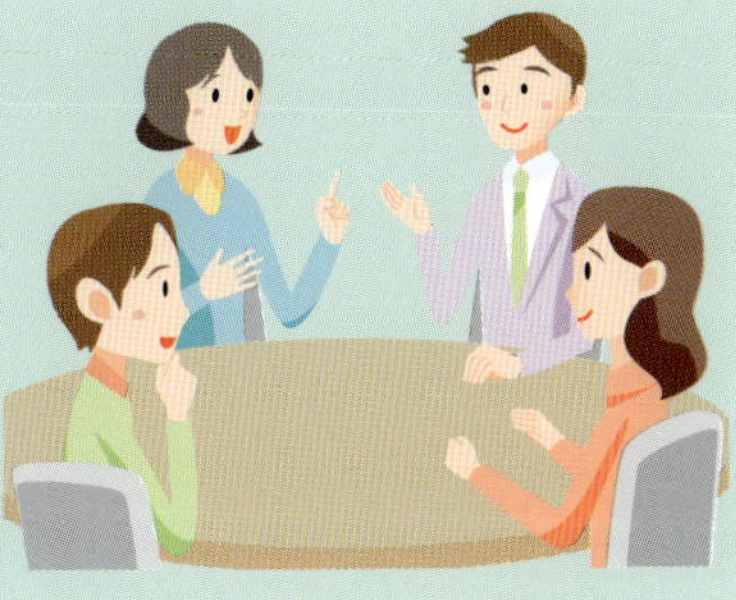

認知行動療法も始まっている

考え方のクセや誤った対策をチェック

認知行動療法とは、「患者さん本人が、自分のものごとの受け取り方や考え方（認知）のクセや問題点に気づき、そのパターンを変えることで、適切な対処（行動）をとれるようにする治療」のこと。すでにうつ病や不安障害などの治療に取り入れられています。

たとえば、不安障害の一つである社交不安障害では、「周囲の人にどのように見られるかが不安で、注目を集めるような行動を避ける」という症状があります。「周囲の人が自分を見ている」のは「事実」ではなく、「見ているような気がする」と「認知」している状態です。そこで、「周囲の人は必ずしも自分に注目しているわけではない」と気づき、認知を修正できると「人目を避けなくてもよい」と「行動」も変えられます。

ADHDのある人では、長年の失敗の経験から、ものごとのとらえ方や自分なりの「対策」を持っている人がしばしば見られます。無意識のうちにこの対策をくり返しパターン化しているため、そもそも自分の行動の矛盾に気づいていないのです。

そこで、ADHDの治療としても、認知行動療法が注目されるようになっています。

ADHDのある人では、109ページに挙げたような偏った考え方やものごとの受け止め方がしばしば見られます。また、特性からくる、誤った対策のパターンもいくつか挙げられます。いずれも、「その場しのぎ」で根本的な解決にはならないのですが、無意識でとっさの行動のため、本人は気づきにくいものです。治療では、このような認知や対策のパターンに気づくことから始めます。

ADHDがある人が持ちやすいクセ

こんな考え方に注意

極端な一般化、全か無か

・特定の失敗から一般的な結論を出す
例）こんな失敗をするなんて私はバカだ
・できごとを白か黒に二分する
例）「改善が必要」と採点された。このレポートはすべてダメだ

人と自分を比べる

・他人と比べてどのくらいできているかで、自分を評価する
例）あの人はもう報告書を出している。時間がかかっているのは自分だけだ。

魔術的な思考、妙な自信

・自分の力の及ばないことに過度に頼って問題を解決しようとする
例）薬さえ飲めば、なんとかなる

「〜べき」と決めつける

・自分について非現実的で無理なルールをつくる
例）座って考えるより何かやるべきだ

公平さへのこだわり

・すべてのことが公平でなければならないとこだわる
例）自分だけこんな思いをするなんて不公平だ

否定的な受け取り方

・周囲の人が自分を否定的に見ていて、ものごとは悪化するだろうと考える
例）みんな私を信用できないと思っている。

こんな対策に注意

先延ばし、瀬戸際作戦

自分の能力を過小評価し、やらなければならないことをことさらにむずかしく捉え、「手をつけない」ことを正当化したり、最後の最後まで待ち、締め切りぎりぎりでやっと完成させたりします。

「やった」感じでごまかす

長期的に取り組まなければならないことが進んでいないのに、目先のことに手を出して「がんばっている」手ごたえを感じます。また、簡単なことから手をつけて、ほんとうにやらなければならないことを先延ばしします。

期待しない

これまでの経験から大きなミスを起こすなど悪いことが起きるのではないかと予想し、普段から「ミスをするものだ」という前提に立ちます。

前向きな対策を身につける

ＡＤＨＤの特性があると、対人関係や仕事で失敗しやすいだけでなく、ものごとの考え方のクセや独特の行動パターンでも問題を起こしがちです。

そこで、認知行動療法では、メチルフェニデートやアトモキセチンなどによる薬物療法で症状をコントロールしつつ、自分の考え方のクセや行動パターンを見直し、適切な対策を新しく学んでいきます。

ＡＤＨＤでは、ルールを守り、役割を果たすのが苦手なために集団の中で浮いてしまったり、相手の話を遮る、勝手に話すなど会話のスキルが未熟なことがしばしばあります。

認知行動療法では、こうした問題にもスポットを当て、最終的には

・自分を適切にコントロールし、状況にあった行動をとれるようにする
・自尊心、自己肯定感をもてるようにする
・注意力や集中力をコントロールできるようにする
・感情のままに行動しないようにする（感情調整）

などを目指します。

心理教育や生活環境の改善も、同じように対策を立てて問題を解消していきます。一方、認知行動療法は、「自分の誤ったパターン」に目を向けることで本人の問題により深く介入していきます。

ＡＤＨＤのある人は、不安障害やうつ病などの二次障害を起こしやすく、ＡＤＨＤだけの改善、うつ病だけの改善と別々に対応するだけでは不十分なケースが多く、認知行動療法を併用することが望ましいのです。

ただ、大人のＡＤＨＤの治療は始まったばかりで、薬物療法以外の治療法を行っている医療機関はまだまだ少ないのが実情です。今後は、うつ病や不安障害などと同じように、認知行動療法やグループセラピーを受けられる場所が増えることが期待されています。

心に「よいサイクル」をつくる

よくないサイクル

誤った対応

状況に即した対策ではなく、ADHDの特性からくる行動パターンに終始して、場当たり的な対応を取りがちです。

失敗

そもそも対応が間違っているので、失敗をくり返します。

偏った考え方

失敗をくり返すことで、偏った認知を持ちがちです。

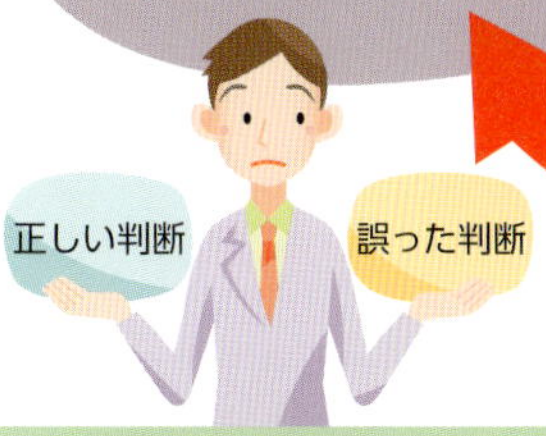
正しい判断
誤った判断

正しく知る

ADHDを知り、自分の特性と行動パターンを知ることが、悪循環を断ち切ります。

よいサイクル

適切な対策を立てる

自分が陥りがちなパターンを見直し、そのパターンを防ぐための対策を立てます。

困りごとが少なくなる

対策が身についてくると、失敗が減ってきます。

自尊心・自信が生まれる

周囲から「やればできる」と言われたり、自分でも「できる」ことを実感したりする機会が増えると、自尊心を持ちやすくなります。

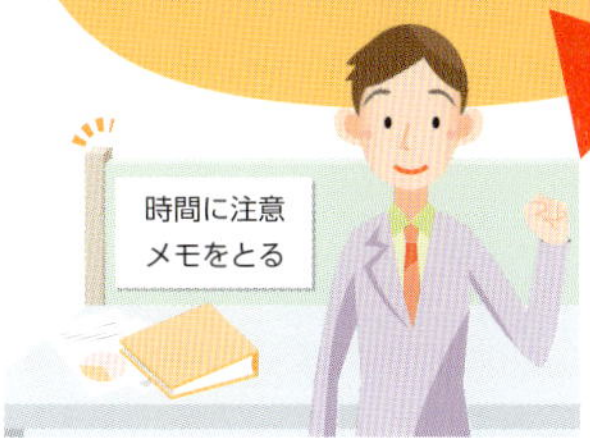
時間に注意
メモをとる

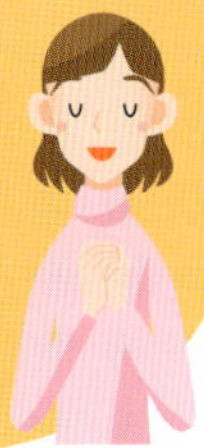

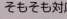

周囲の人ができること

診察に付き添うと理解しやすい

大人のＡＤＨＤの場合、診断だけでなく、治療の場面でも、身近な人が付き添うとよいでしょう。というのは、ＡＤＨＤの特性について理解することは本人にとってだけでなく、いっしょに住む家族やパートナーにとっても重要なことだからです。

ＡＤＨＤの大きな問題は、その特性のために失敗しやすく、本人の能力が十分に発揮できないことに加え、周囲から否定的な評価を受け続けがちなこと。たとえ責めるつもりはなくても「またなの？」「なぜ、こんなこともできないのか」といった言葉は本人には強いストレスとなります。

本人といっしょにＡＤＨＤについての説明を聞き、失敗や問題行動が起こる理由を知ることは、周囲の人の「なぜ」の答えにもなります。本人の身近にいる人がＡＤＨＤの特性を知り、接し方を変えることで、本人が受けるストレスが減り、気持ちが安定したり、治療に前向きになったりとプラスの効果をもたらすことはしばしばあります。

また、治療のもう一つの柱である生活環境の改善や対策は、家族の協力があればより効果的に、具体的に実行できるようになります。

なお、子どものＡＤＨＤの治療では、生活上の対策や望ましい行動パターンを医師や学校の先生、親が子どもに教える場合があります。これと同じように、大人のＡＤＨＤでも専門家による指示のもとで治療が行われることがあります。しかし、親やパートナーなど身近な人が指示するのは本人の反発を招き、効果的ではない場合がほとんどです。

周囲の人は、指示、しつけなどではなく、本人の努力に寄り添い協力するよう心がけましょう。

家族も「なおす」べきところがあることも

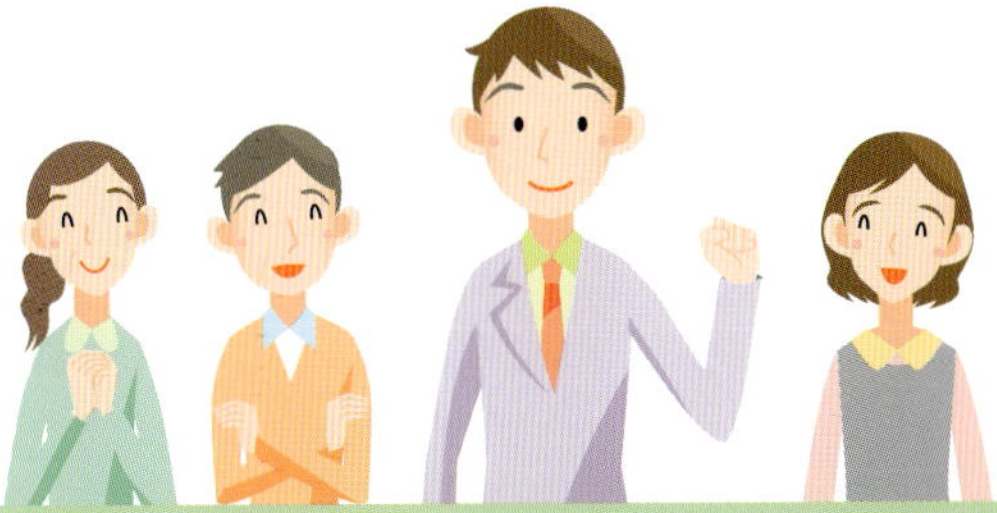

ADHDについて共通理解をもつ

とがめることがマイナスだと知る

周囲からは努力不足、やる気の問題に見えるため、本人を責めがちです。しかし、困っている本人を責めるのは、精神的なストレスを与えるだけです。

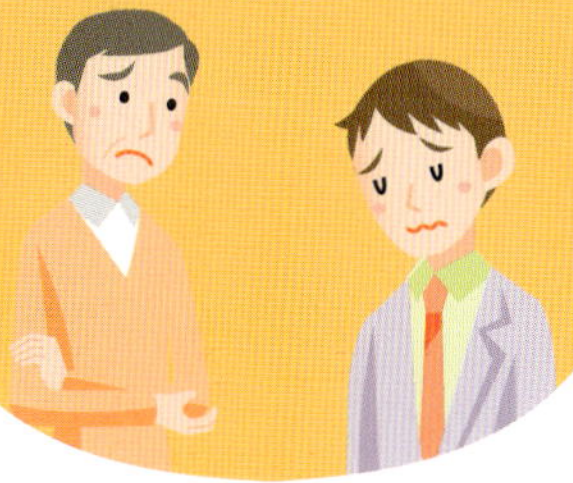

家族のバランスを見直す

家族のなかで本人が孤立していたり、家族の特定のメンバーに本人が頼りすぎたりして家族のバランスが乱れていないかふり返りましょう。

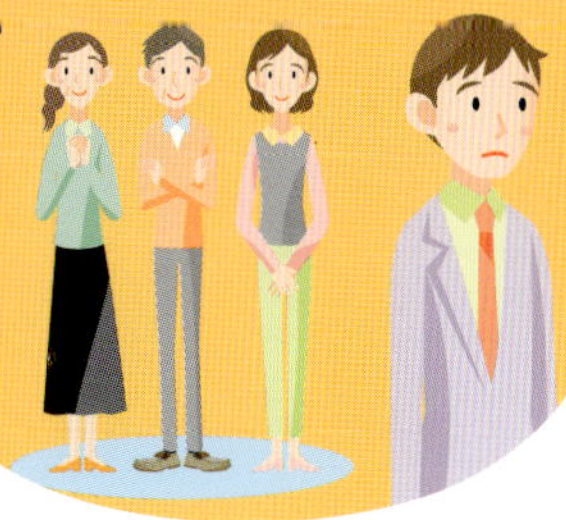

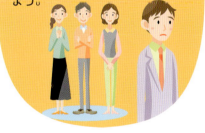

ほめることに目を向ける

日ごろから困ったことが多いと、本人の得意なこと、よいところに目が向きません。ＡＤＨＤの特性を知ることで、家族も本人のよいところを再発見することがしばしばです。

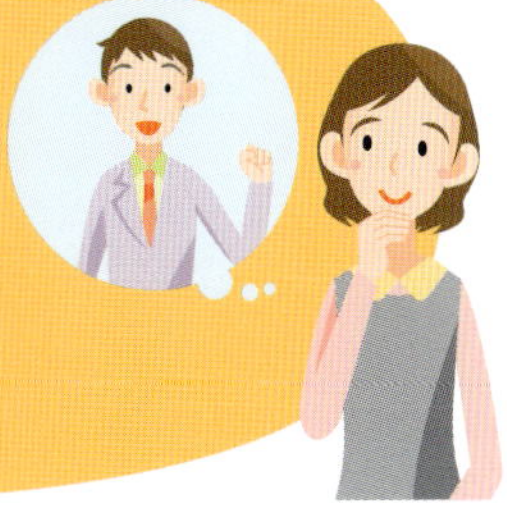

薬の治療にいっしょに取り組む

ＡＤＨＤの薬物療法では、薬への誤解がしばしば見られます。

薬について不安や疑問があるときは自己判断せず、診察の際に医師に確認したり、薬剤師に聞いてみるのもよいでしょう。

ＡＤＨＤのある人では、薬をのみ忘れたり、のみ忘れたからとまとめてのんだりといったトラブルが起こりがちです。いっしょに住んでいる家族は、「本人が薬を正しくのむのをサポートする」という大切な役割があります。薬の作用や効果を正しく理解し、のむ回数や時間帯、量などの薬の使い方や、起こりうる副作用などを知っておくと安心です。

薬ののみ忘れを防ぐ対策はいろいろあります。毎日、毎回「薬はのんだ?」と声をかけるのはたいへんですし、本人の自尊心を損なう可能性もあります。壁にかける「お薬カレンダー」や、１日分の薬を小分けに入れるピルケースを利用するなど、本人が忘れにくく、家族もチェックしやすい方法を工夫するとよいでしょう。

本人が薬を自分で管理しているときは、ときどき声をかけるようにします。薬をのんだあとに「のんだ?」と確認されるとカチンとくるかもしれませんが、のんでいないときは「のんだ?」と聞かれないと忘れてしまうため、本人任せにしすぎないようにしましょう。

なお、薬の管理だけでなく、日ごろの健康管理にも家族の手助けがあると安心です。ＡＤＨＤのある人は、ついつい夜更かしをしたり、食事が不規則になったりと不摂生になりがちです。また、仕事に没頭するあまり、過労や睡眠不足に陥ることもあります。

このようなときは、「それではダメだ」などの小言ではなく「健康が心配だから、こうしてほしい」と具体的に伝えましょう。

服薬管理は治療の一環

自分でのむ工夫を後押しする

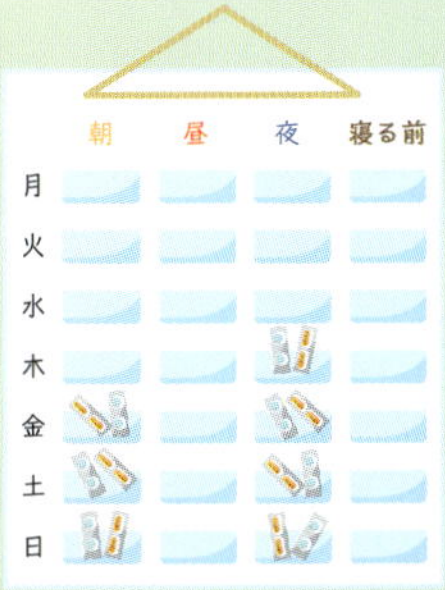

のみ忘れ防止グッズを活用します。薬をのんだかどうかがひと目でわかるようにして、のみ忘れを防ぎます。

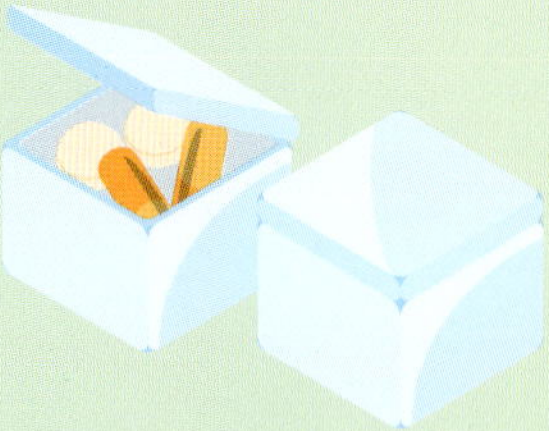

1 日分ずつ薬を小分けにして収納するピルケースも使ってもよいでしょう。気に入った小物入れをピルケースにしても。なお、ピルケースの置き場所は決めておいて。

家族がリマインダーになる

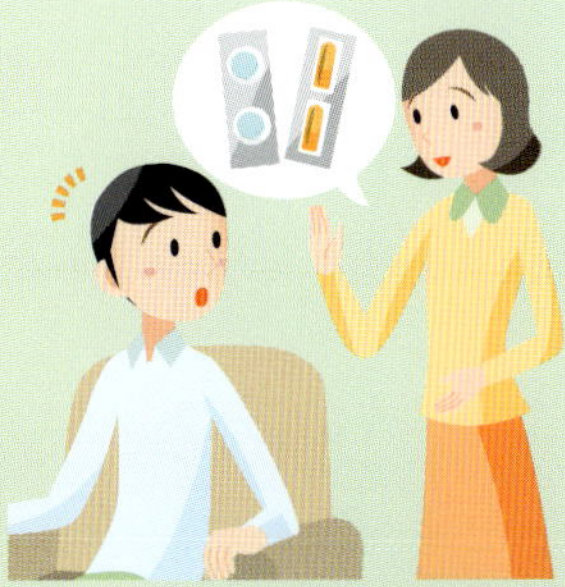

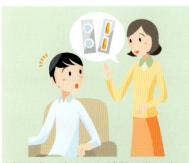

朝、夜、決まった時間にあいさつついでに、声をかけ薬を飲んだか確認します。スマートフォンのアラーム機能を活用している人もいます。

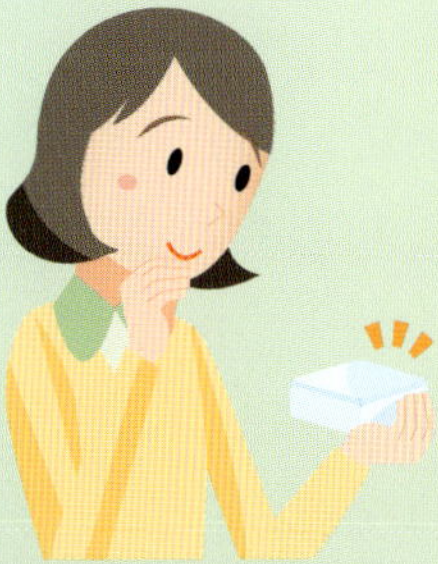

いつも声をかけるのはちょっと……と思うときは、薬の空容器があるかどうかをチェックするのも一つの方法です。

グループ療法の取り組みが始まっている

当事者の声をいかしたプログラム

昭和大学附属烏山病院では、大人のADHDを対象にしたグループ療法の取り組みが行われています。システマチックなグループ療法は、日本でも初めての取り組みだったため、まずは同病院の発達外来で診察を受けている人に、「グループ療法に期待すること」「現在困っていること」などを聞きました。それを元に「順番をつけたり計画を立てる」「注意散漫への対処法」「多動症状への対策」「ストレス対処」「対人関係の対策」などを12回に振り分けたプログラムを作成しました。

個人で行うか、グループで行うかについても議論が行われました。個人で行うほうがより細やかなケアができるというメリットはありますが、聞き取りの際に「悩みを共有したい」「お互い困っていることを助け合いたい」という声が実際にあったことなどから、10名前後のグループで行うことになりました。

グループ療法では、最初の日からおたがいに進んであいさつしたりおしゃべりをしたりといった和やかな雰囲気で、ADHDがあっても、基本的に対人関係には問題ないことが改めてわかるスタートとなりました。むしろ初対面でも気軽に声をかけられるのは、衝動性の一面である可能性もあります。

ディスカッションでも発言が多いなど、全体的には非常によい雰囲気で進行しました。ほかの人の困りごとに対して、自分の経験を伝えて共感したり、具体的な対策をアドバイスしたりと、参加者にも実り多い出会いだったようで、プログラムが終わったときには、参加者が自発的に「OB会」としてグループでの活動を続けるようになりました。OB会のメンバーは今も増え続けています。

昭和大学附属烏山病院でのグループ療法

プログラムの内容(例)

第1回	オリエンテーション/心理アセスメント	第7回	認知行動療法：多動性/対処法ワーク
第2回	心理教育：ADHDを知る/ディスカッション	第8回	認知行動療法：衝動性/対処法ワーク
第3回	心理教育：不注意/ディスカッション	第9回	心理教育：ストレス対処、環境調整
第4回	心理教育：多動性/ディスカッション	第10回	対人関係（家族編）：ディスカッション
第5回	心理教育：衝動性/ディスカッション	第11回	対人関係（職場編）：ディスカッション
第6回	認知行動療法：不注意/対処法ワーク	第12回	まとめ/心理アセスメント

ディスカッションは「共有の場」

悩みや思いを共有する

悩んでいたことや経験が共通する人が多く、お互いに共感したり、「自分だけではない」という心強さを得られます。

対策を共有する

自分なりの対策を教えたり、自分では思いつかなかった方法を人から教えてもらったりと、お互いに助け合うことができます。

自分を客観的に見る

同じ悩みを持つ人のふるまいを見ることで、自分の行動パターンをふり返るきっかけになります。今まで気づかなかった「自分がしがちな行動」が見えてきたり、「これがよくなかったのか」とわかるようになります。

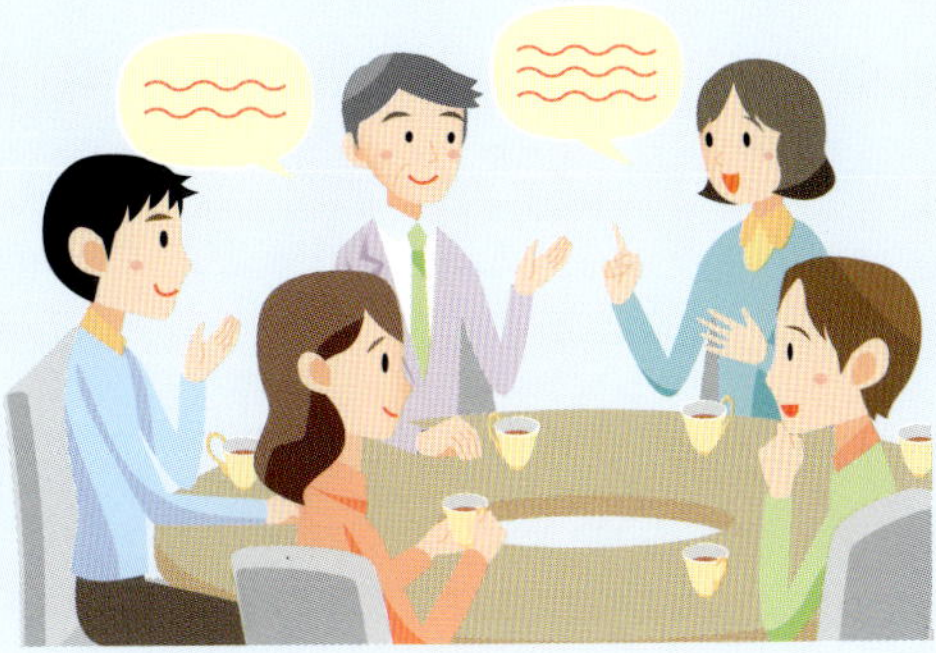

グループ療法の効果と課題

グループ療法のメリットとしては、やはり当事者同士の共感が得られるというのが大きいでしょう。自分では思いもよらない対策を聞くことができるのも、大切な経験です。

プログラムでは、アセスメント（評価）でプログラムに参加する前と後で自分がどのように変わったかを自己評価します。ほとんどの参加者は不注意症状を中心とした困りごとが改善し、不安感も和らぐという効果が出ています。

プログラムを始める前は、衝動的な発言などでトラブルが起こるのではないかという心配がありましたが、むしろ和やかな雰囲気でグループとしての意識が高まるなど、グループならではの効果もありました。一方で、いつも遅刻してしまう人や休憩時間を守れない人も多く、社会生活での困難さを垣間見る場面もたびたびありました。

昭和大学附属烏山病院でのグループ療法は現在も試行錯誤しながら行われています。毎回予約がすぐ埋まってしまうなど、ニーズは高いのですが、このようなプログラムを行っている医療機関は少なく、今後の大きな課題です。

グループディスカッション自体は、自助グループなどでも行われていますが、効果を判定したり内容を専門的に精査するなどの取り組みを行っているところは少ないのが現状です。

自分の経験をふり返るだけでなく、相手の話を聞くことで自分の行動がマイナスになっていることに目を向けられるのは、大人だからこそ。

今後、大人の ADHD の治療としてグループ療法が広がることが期待されています。

第４章

生活の中でできる工夫

困りごと対策や生活環境の改善など、本人ができる工夫、周囲の人ができる協力法などを紹介します。自分に合った方法を取り入れていきましょう。

自分でできることはある？

備えがあれば憂いは軽くなる

ＡＤＨＤの治療の３本柱の１つ、「生活改善」は、ＡＤＨＤの特性をカバーする対策を立てて、日常生活での失敗をできるだけ少なくしていく方法です。

生活の中でできる工夫はたくさんありますが、大きく三つに分けると考えやすいでしょう。

一つ目は「環境」です。ＡＤＨＤの特性があると、周囲の音などに気を取られやすく、作業を中断すると集中力を取り戻すのに時間がかかるといった問題があります。

二つ目は「行動パターン」です。「同じ失敗を何度もくり返す」のは、失敗する行動パターンを繰り返しているのと同じです。結果を変えるために行動パターンを見直していきます。

そして三つ目は「意識」です。部屋の片付けをしているときに見つけた本をそのまま読み始めてしまい、片付けが終わらなくなる。不用意なひと言で相手を怒らせる。こうしたトラブルは、無意識の行動が原因で起こります。無意識の行動を実行する前に意識してブレーキをかけます。意識を変えるのは、行動パターンを変えることにもつながります。

すでに自分なりの方法で対策を立てている人も多いのですが、一方で「対策といっても何をすればよいのかわからない」という場合もあるでしょう。

そのようなときは、まず自分が困っていることや、どんなときに失敗しやすいかをふり返って、書き出してみます。そして、それらの問題は「身の回りの環境」に関係するのか、「自分の行動パターン」によるものか、「無意識の行動」かどうかを考え、整理しましょう。

生活改善のためには

環境を変える

勉強や作業がはかどらなかったり、気が散るときは「集中力が弱いから」と諦めず、気を散らせる要因が周囲にないか見直します。「騒がしいと気になる」「動くものが視界にあると目で追ってしまう」など、身の回りの環境が困りごとの引き金となっていることは意外と多いものです。

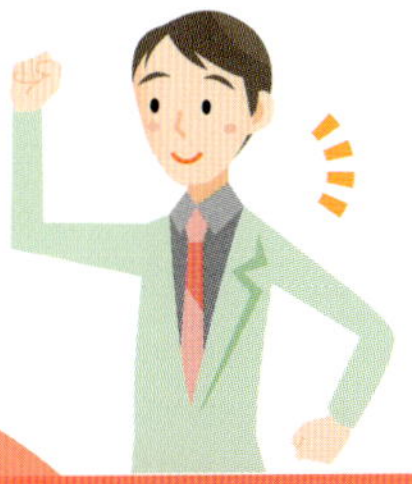

環境を変えると、行動が変わる

行動を変える

同じ失敗をくり返さないためには、その行動の始まりからさかのぼって、行動パターンを見直していきます。
たとえば、約束の時間にたびたび遅れてしまう場合は、単に時間を守る努力をするだけでなく、そもそも予定を詰め込みすぎていないかまでさかのぼって考えます。

行動が変わると意識が変わる

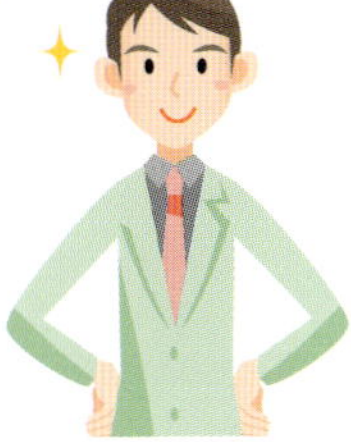

意識を変える

衝動的に行動してしまったり、相手がどう感じるかにかまわず思ったことをポンポン口に出したり……と無意識の行動がトラブルの元になることがしばしばあります。無意識の行動に意識を向け、「ちょっと待つ」よう心がけます。

環境を変えると意識が変わる

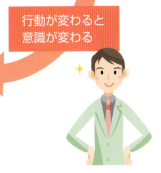

言葉を変えると対策が見えてくる

ＡＤＨＤの困りごとは人によって、またそのときの状況によっても変わるため、自分に合った対策を取り入れ、自分なりに改良して困りごとを減らしていきましょう。

困っているのに、何から手をつけていいかわからない……という人もいるでしょう。自分の失敗をふり返って考えることは今まで何度もしてきた、という人もいるかもしれません。

考えているのに、効果的な対策をとれていない人は、自分が「どうして失敗したんだろう」と考えていませんか？「どうして」と考えるとき、その視線は常に過去を向いています。あの時ああしていれば、次はこうしよう、と気づくことはたくさんあるでしょう。しかし、完全に同じできごとが2回も起こるわけがないので、次に活かすことがなかなかできないのです。失敗を検証しても、次にまた同じ失敗をくり返すのは、過去しかふり返っていないからです。

失敗を次に活かすには、「どうして」を「どうしたら」に変えてみましょう。

「どうして」に続く言葉は「失敗した」ですが、「どうしたら」に続くのは「失敗しない」。「どうしたら失敗しないのか」を考えて対策を立てるのは、次の行動を決める、つまり「行動を変える」ことにつながります。特定のできごとを検証するわけではないので、このとき浮かんだ対策はいろいろな場面で応用できます。

また、「どうして」と「どうしたら」というとき、そのときの気持ちはまったくちがいます。どうして、と考えると自分を責める気持ちが出やすいのですが、「どうしたら」と考えると、おのずと気持ちが前向きに切り替わります。

「どうして」を「どうしたら」に変えるのは、それ自体がＡＤＨＤ対策の一つでもあるのです。

「どうして」ではなく「どうしたら」を口ぐせに

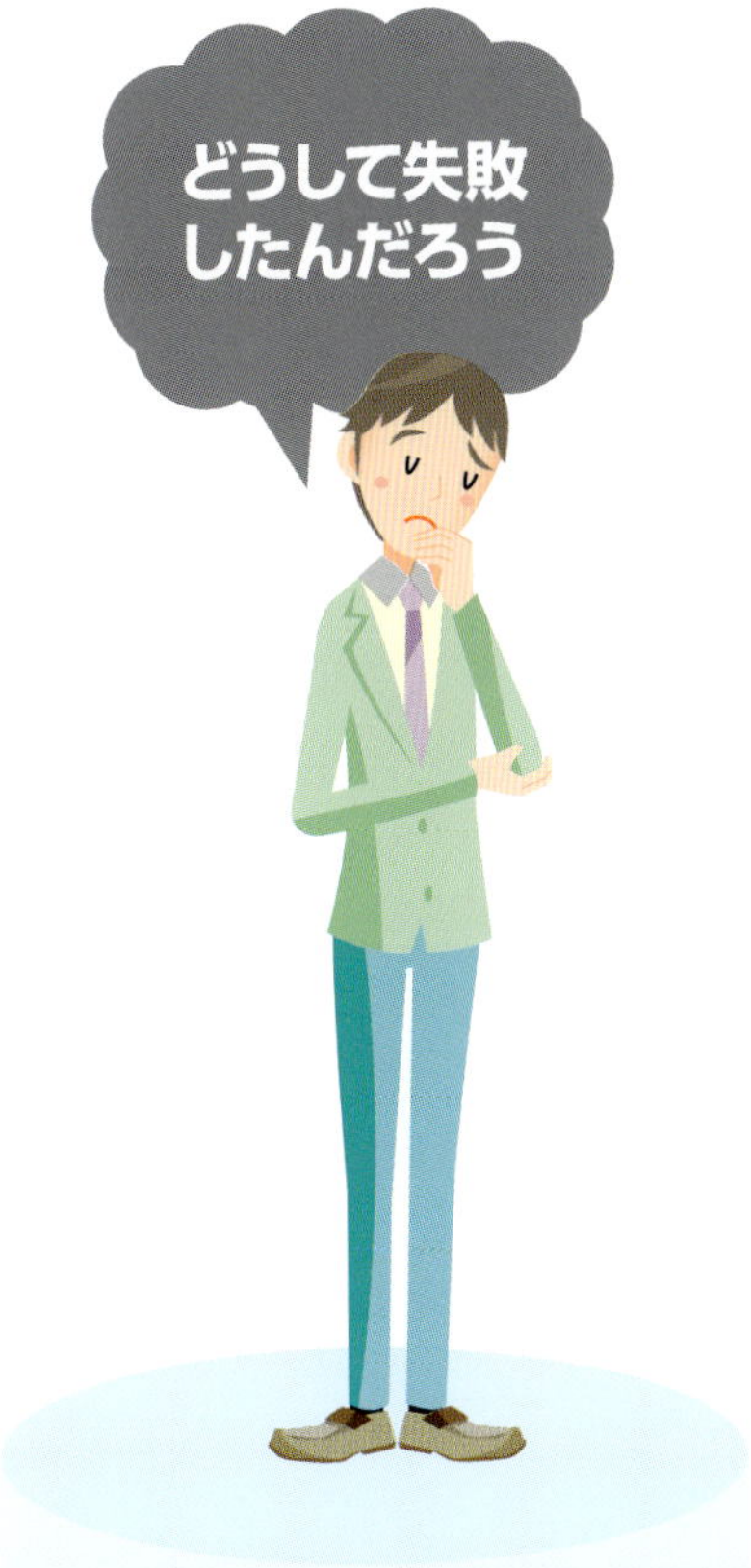

ただ原因を考えるだけでは根本的な解決になりません。自分を責めることにつながったり、言い訳を増やすだけになってしまいがちです。

**「どうして」と考えると、
気持ちも考え方も
うしろ向きに。**

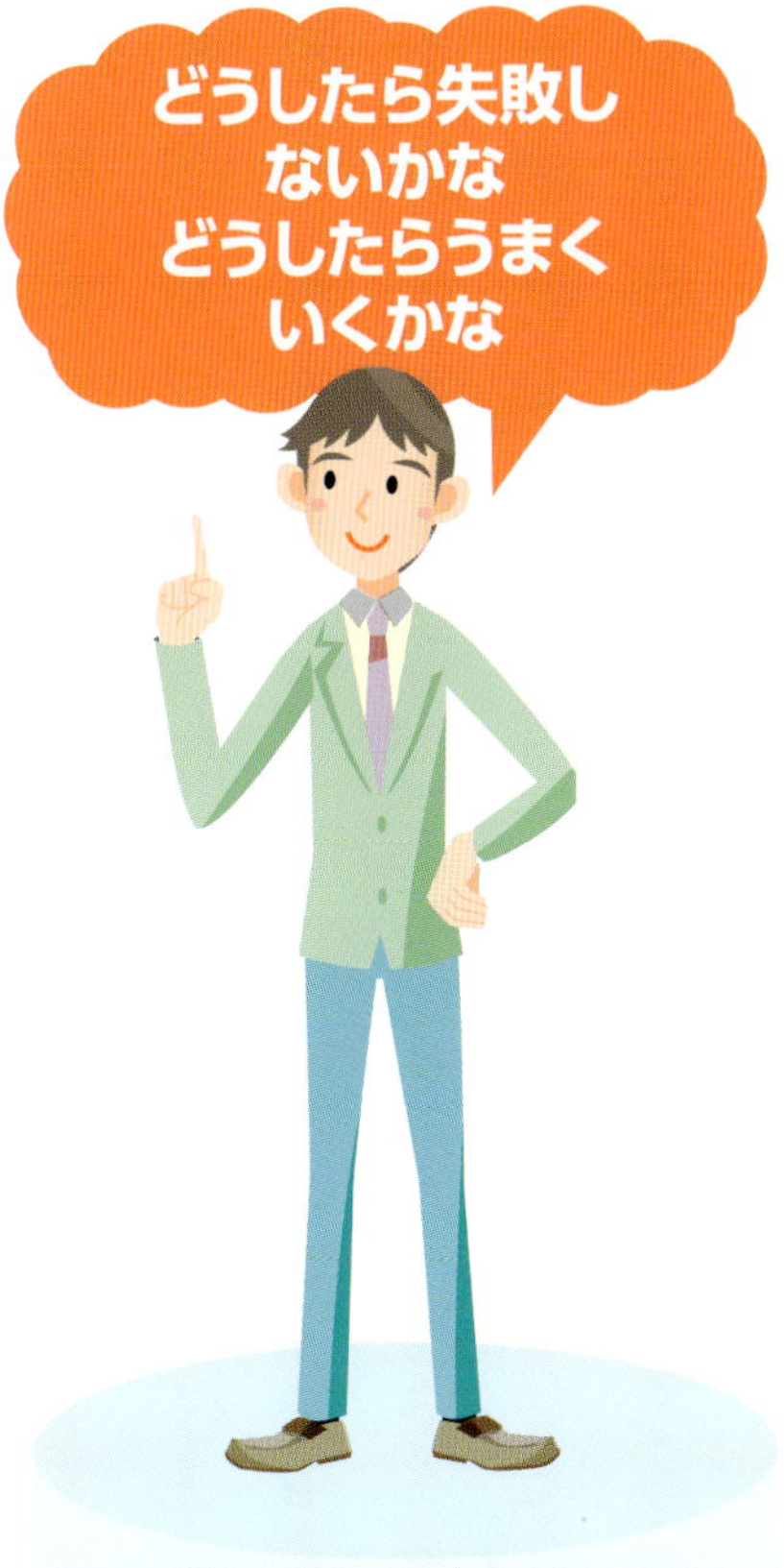

失敗を次に活かすには、「次は」を考えます。「どうしたら」という言葉はおのずと次につながるので、具体的な解決策を考えやすくなります。

**「どうしたら」と考えると、
視線はおのずと
次に向きます。**

なくしものを減らす

掃除をしてからものの住所を決めよう

「なくし物・忘れ物対策」は、烏山病院でのＡＤＨＤのグループ療法でも行われているテーマの一つ。ＡＤＨＤの特性のある人の多くが、なくし物や忘れ物で困っています。

忘れ物対策となくし物対策は、具体的には異なる部分もありますが、大もとでまず大事なのは「整理・整頓」です。ＡＤＨＤの特性があると、物を片付けるのが下手で、掃除も苦手な人が多いのですが、部屋が散らかっていると、物をなくしやすいですし、忘れ物をしやすくなります。

なくし物対策はまず掃除から始めましょう。いきなり全部しようとせず、場所を決めて一ヵ所ずつ進める、毎日15分ずつやる、家族や友人に手伝ってもらうなど方法はいろいろあります。思い切って掃除のプロに依頼するのもよいでしょう。

部屋がきれいになったら、物の置き場所を決めます。物をなくすいちばんの原因は、無意識のうちに適当なところに置いてしまうから。置き場所を決めて、それ以外のところに置かないようにします。

置き場所は、なるべくすぐにしまえる場所に決めましょう。たとえば、台所の引き出しが空いているからと家の鍵の置き場所をそこに決めても、帰宅してわざわざ台所の引き出しに鍵を入れるのが面倒になり、結局そのへんに置いて……となりがちです。

また、ハサミや筆記用具などよく使う物は、置き場所を決めたらそこで使うようにしましょう。掃除で同じ物がいくつも出てきた場合は、使う頻度が高いということですので、家のあちこちに置くのもよいでしょう。ただし、その場合も一つは必ず定位置を決めておきます。

物に「住所」があれば探さずに済む

物の置き場所＝物の住所を決める

生活の中で自然にできるようにするために、物の置き場は使う場所の近くに決めよう

動線を意識して決める

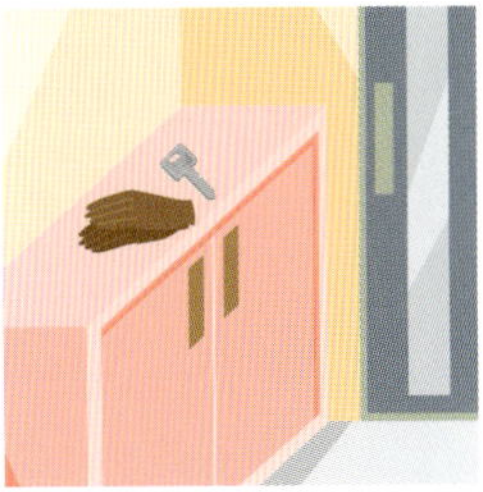

鍵や手袋など、出かける直前に必要な物は玄関に。

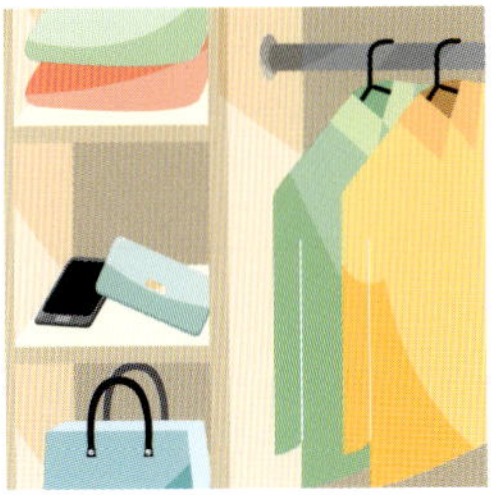

財布や携帯電話をポケットにしまう人は、置き場所をクローゼットに。

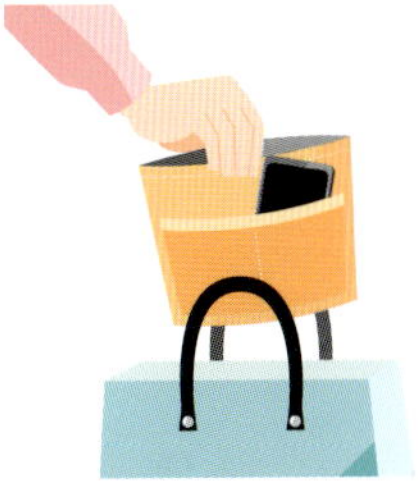

カバンで持ち歩く場合は、小さなポーチにまとめておくのがおすすめ。

行って使う

日用品は置き場ではなく、使う場所を決めます。ハサミや筆記用具はなくなりやすい物のうちの一つです。作業するスペースがある場所を置き場に決め、必ずそこで使うようにします。

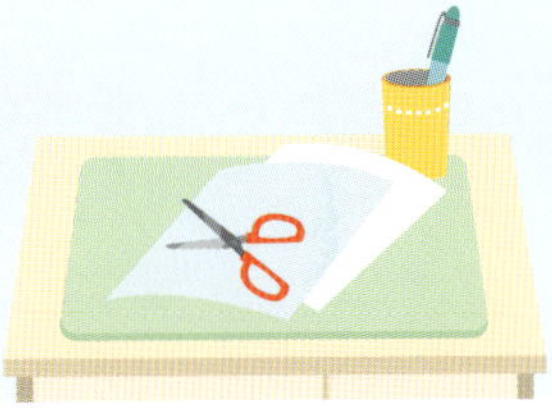

すぐ決める

書類などを適当に置いておくのは部屋の散らかる大きな要因です。部屋が散らかればなくし物のリスクが増えるので、いらないものはすぐに捨て、必要かどうか迷う物は一ヵ所にまとめておき、1週間に1回見直すようにします。

うっかり忘れるのを防ぐ

メモやスケジューラーを活用する

ＡＤＨＤの困りごとの「忘れやすい」には、「忘れ物が多い」ことと「言われたこと、やるべきことを忘れてしまう」ことがあげられます。

忘れ物対策の基本は、なくし物対策と同じ。たとえば会社で翌日必要な書類は、置き場所を決めて、外出するときには必ずそこを確認するようにすると、忘れ物をしにくくなります。

「言われたこと、やるべきことを忘れる」場合には、状況に応じて対策を立てましょう。

人は苦労して覚えたことほど忘れにくいものです。何かを覚えるときには体を動かすようにしましょう。いちばん確実なのはメモを取ること。覚えやすくなりますし、あとから確認することもできます。ただ、メモには時間がかかるので「忘れないようメモを取ってもいいですか」と断りを入れるのを忘れずに。メモを取れない状況なら、話のポイントを復唱するだけでも効果があります。

また、「忘れないようにしよう」と思っても、忘れるときには忘れてしまうもの。「忘れていることに気づかせる」対策もいっしょに取り入れましょう。

仕事の締め切りや重要な約束などは、スマートフォンやパソコンのスケジュール管理機能を活用して、ちょくちょく確認するようにします。時間を設定してお知らせメールが届く「リマインダー機能」は、ＡＤＨＤのある人の強い味方です。

また、周囲の人に「今日は3時に大切な約束があるので、2時に声をかけてほしい」と頼んでおくのもよいでしょう。対策は一つだけよりも、いくつか準備しておくと、一つがうまくいかなかったときでも、うっかり忘れるのを防げます。

覚える工夫と思い出す工夫を重ねる

体を使ったほうが頭に入る

メモを取る

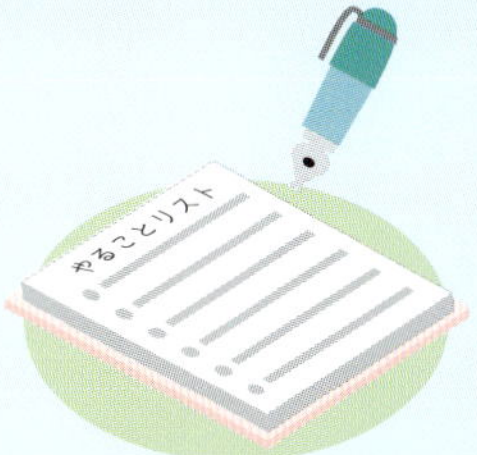

忘れ物対策の基本はメモです。ただ聞くだけよりも頭に残りやすく、しかもあとからでも確認できます。

復唱する

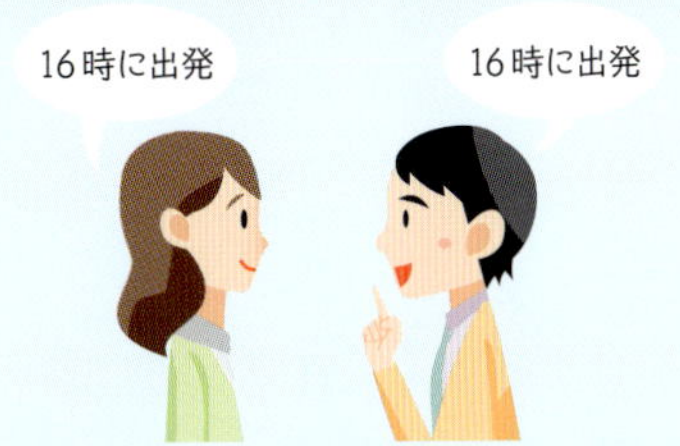

言われたことを、自分で声に出して確認します。抜けていることがないか相手といっしょに確認できるというメリットも。

思い出させる工夫を惜しまない

スマホやパソコンをフル活用する

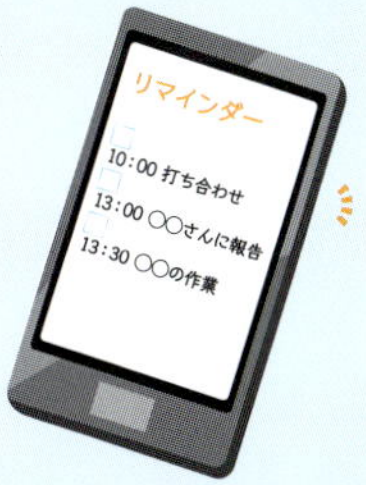

紙のカレンダーや手帳もよいのですが、携帯電話やパソコンなど、使う機会が多いものでスケジュール管理をすると忘れにくくなります。

周囲の人に頼む

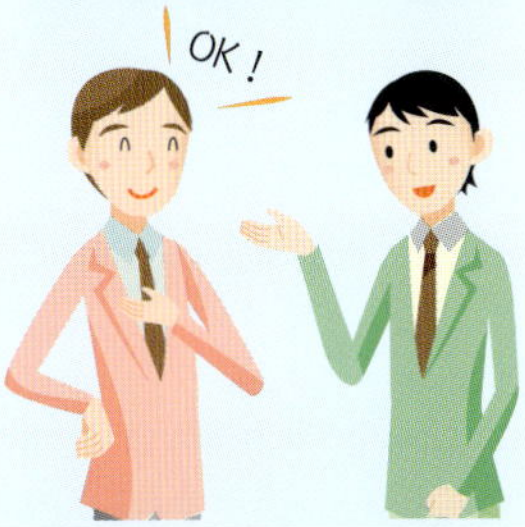

いちばん手軽な方法ですが、その人の手間を増やすので、感謝の気持ちを伝えるのを忘れずに。

絶対見る場所を押さえる

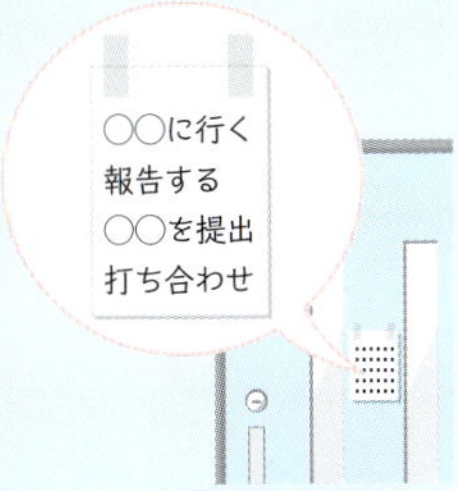

せっかくメモを取っても、見るのを忘れては意味がありません。絶対に目に付く場所を考えて貼りましょう。もちろん、メモを見る習慣を心がけるのも大事。

段取りをよくする

「見える化」する

　段取りをつけるには、今、自分が抱えていることを「見える化」するのが効果的です。まず、その日にしなければならないことを書き出します。次に、何から手をつけるかを考えます。仕事ですからいずれは全部やるわけですが、その中でも「重要度が高いもの」「急ぎのもの」を最も優先度が高いこととしてピックアップします。「重要度が高いが急ぎではない」と、「重要度は低いが急ぎである」ものもある場合には、重要度の高いものを優先します。

　優先順位が決まったら、それをもう一度メモにまとめて、それに沿って作業を進めます。

　メモは混乱しがちな考えを「見える化」するため、状況を客観的に判断する助けになります。また、二段階に分けて書くことで、自分のするべきことがよりはっきり見えてきます。

　ADHDのある人は、同時に複数のことに目を配るのが苦手です。しかし、実際にはいくつかの案件が同時進行で動いている仕事がほとんどでしょう。案件が重なっているときは、案件ごとにメモを作って、どの案件が急ぎかを考え、それをある程度進めてから次の案件に取りかかるよう、一週間程度のスケジュールを立てておきましょう。

　その際、スケジュールを詰め込みすぎないよう注意します。見通しはとかく甘くなりがち。1時間でできると思っても念のため2時間取っておく、2日かかると思ったら3日取っておく、というように、作業が長引いても次の用件に響かないように余裕をもっておきます。

　大きなトラブルになる前に、周囲の理解を得ておくことも大切です。

段取りもメモに書いて考える

しなければならないことを書き出す

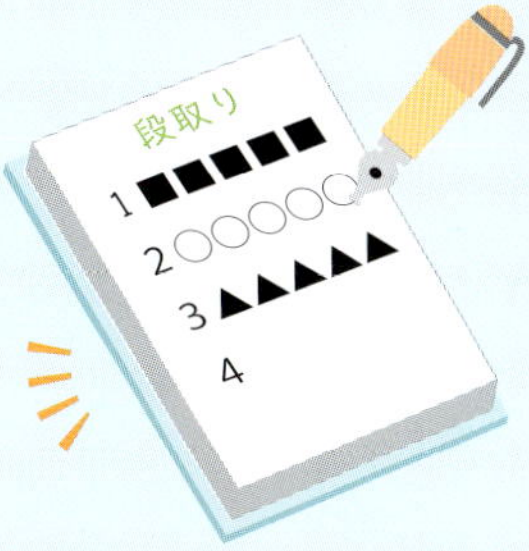

まずはランダムに書き出す

その日にすることをざっと書き出します。やり忘れを防ぐとともに、考えをまとめやすくします。

段取りをつける必要がなければ、このときに急ぎの順に書き出すだけでも、段取りメモになります。

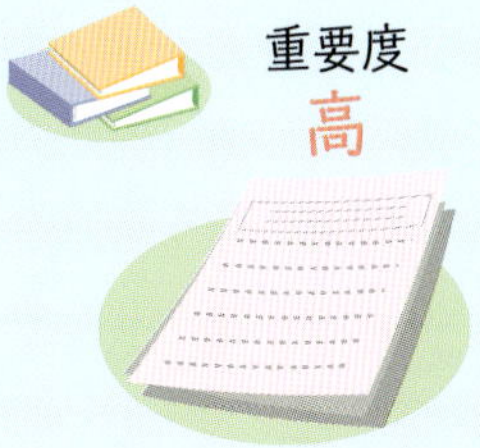

優先順位をつける

急ぎの案件や重要な仕事がいくつかあるときは、重要度と緊急度がともに高いものから優先的に取りかかります。緊急度は時間とともに上がってくるため、重要度が高く緊急度が低いものを二番目に優先します。

スケジュールを詰め込みすぎない

クッションを入れる

絶対に遅刻できない用事があるときは、その直前は重要度の低い用事をクッションとして入れておきます。いざというときは重要でない用事を飛ばして時間に余裕を作ります。

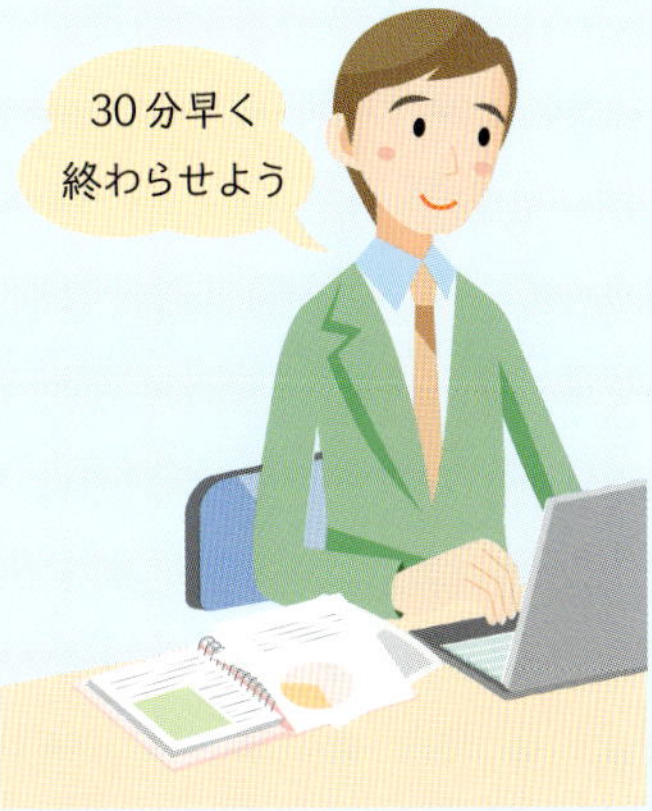

「念のため」を忘れない

作業にかかる時間を少し余分に見積もっておきます。締め切りを破らずにすみ、早く終わればそのぶん次の作業に早く取りかかれます。

衝動買いをやめる

現金やカードを持ち歩かない

うっかり同じものをいくつも買ってしまったり、ほしくなったらすぐ買ってしまったり、金額的に無茶な買い物をしてしまったり……と、買い物のトラブルはＡＤＨＤでもよくある困りごとです。

買い物は、単に我慢するだけでは限界がありますし、我慢する一方ではストレスがたまります。そのため、「買いたいと思う気持ちをコントロール」し、「買う方法をコントロール」する二本立てで細やかに対策を立てて取り組みましょう。

まず、「ほしい、買いたい」と思うこと自体はしかたがないので、「すぐ買わない」というルールを決めておきましょう。そして、買いたいと思ったときに「ちょっと待つ（136ページ参照）」を意識。ルールを思い出しましょう。

買い物に行く前に、その日に買う予定のものをリストにしておいて、それを見るのもよいでしょう。もともと買う予定ではなかったことを思い出すだけでも我慢を後押しします。

また、買い物に行くときは一人ではなく、ほかの人――できれば買うのを止めてくれる人といっしょに行くようにするとよいでしょう。ひんぱんに買い物に行っているなら、買い物に行く回数を減らすことも必要です。

一方、買う方法をコントロールするためには、ふだんから余分な現金を持ち歩かないようにします。クレジットカードは、金額を意識せずに買い物できるため、あとから返済が滞るという事態を招くことがあります。あらかじめ使える金額を抑えめに設定しておくか、すでに何度かトラブルを経験しているなら思い切って解約するのも一つの方法です。

マイルールを決める

必要最低限の金額しか持ち歩かない

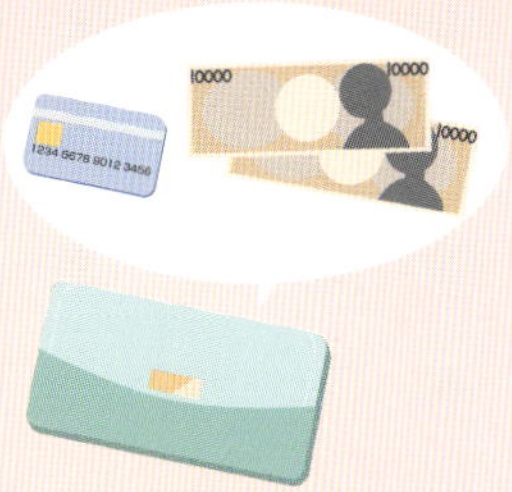

交通費や飲食費など、一日に必要な金額だけを財布に入れるようにします。

一人で買い物に行かない

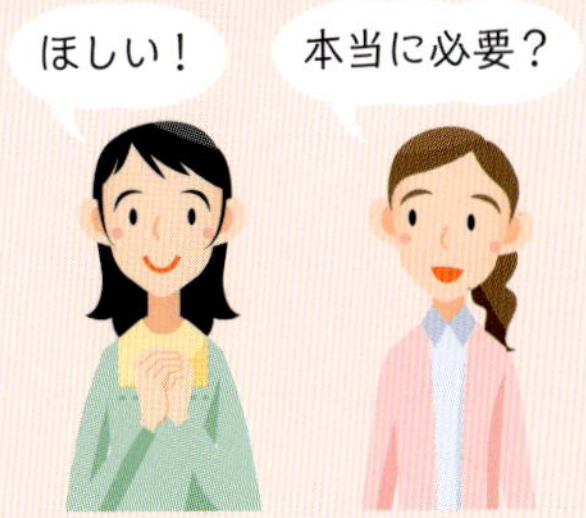
ほしい！
本当に必要？

「似合う、似合わない」を率直に言う友達や、買い物に慎重な人といっしょに行くようにしましょう。

即買いしない

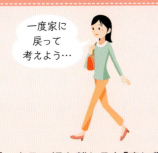

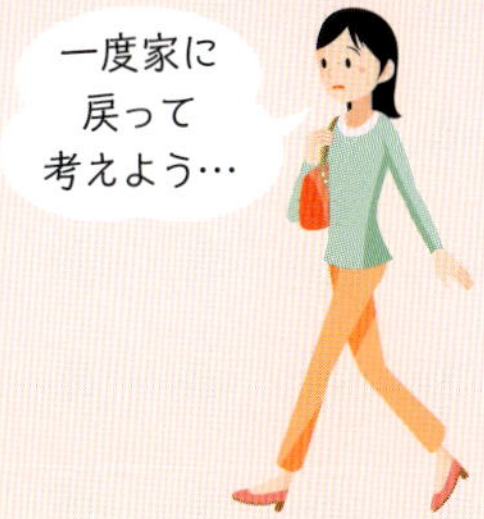
一度家に
戻って
考えよう…

「一度その場を離れる」「家に帰って考える」などクールダウンする時間をつくります。店員に断りにくいなら「今時間がないので」「家族に相談します」などのセリフを決めておきましょう。

ごほうびを決める

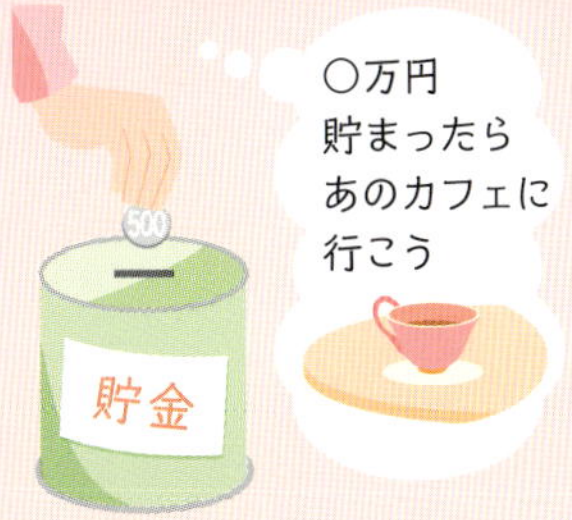
○万円
貯まったら
あのカフェに
行こう
貯金

買い物を我慢するだけではつらいもの。買い物の代わりに目標額を決めて貯金して、ちょっといいものを自分へのごほうびにするとやる気が出ます。

仕事で困ることがある

環境は変えることができる

変化の少ない作業やデスクワークは、ＡＤＨＤのある人にとっては集中力を保てなかったり、じっとしているのがつらかったりするものです。得意なことと苦手なことの差が大きいのもＡＤＨＤの特性の一つです。

業務内容の変更は、ほかの人との兼ね合いなどもあってすぐにはむずかしい場合が多いですが、働く環境は、ちょっとした工夫で改善できます。

まずは、周囲の人に「自分は○○が苦手なので、手伝ってもらえますか」と頼んでみましょう。このとき、サポートしてほしい内容は、具体的に伝えるようにしましょう。

手伝ってもらったら必ずお礼を伝えます。サポートを受ける一方だと、自分も心苦しいですし、周囲も負担に感じ長続きしません。自分ができることは率先して取り組む姿勢も大切です。

仕事をしやすくするための環境を整える方法には、たとえば、自分のそばで人が動くのが気になるなら、少し離れた席で作業する、自分の周りについたてを立てるなどの対策が考えられます。ただし、勝手にせずに上司や周囲の人の許可をとって取り組みましょう。もちろん、気が散らないように自分自身の机の上を片付けておくことも忘れずに。

苦手な部分を隠して無理をするとどうしても失敗が多くなりますし、周囲も「どうすればよいのだろう」と戸惑います。オープンにしたほうが、周囲もわかりやすくサポートしやすいため、いい関係を築きやすいというメリットがあります。

なお、周囲の適切なサポートが得られない場合は、より適応しやすい環境への転職なども検討します。

自分の特性に合わせた対策を考える

もっと力を出せる方法を考える

周囲に声をかける

苦手なことを正直に伝え、協力をお願いしましょう。周囲に知ってもらうことで、気持ちが楽になることもあります。

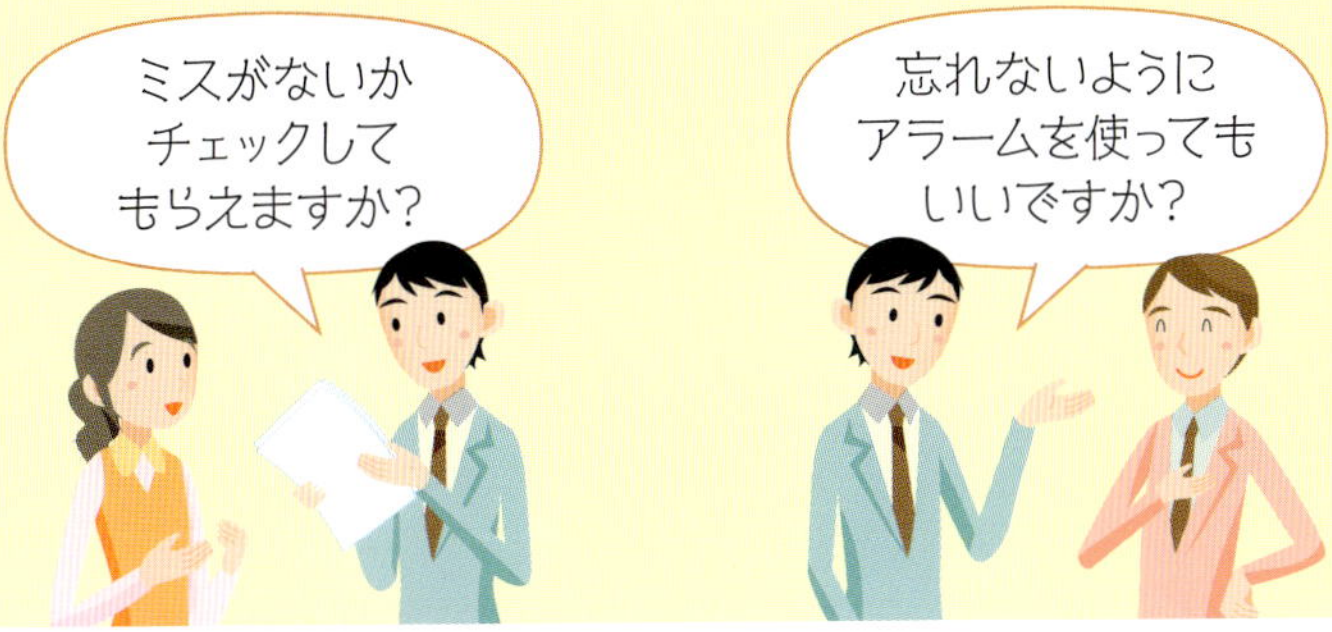
ミスがないか
チェックして
もらえますか?
忘れないように
アラームを使っても
いいですか?

集中できる環境をつくる

静かな場所にデスクを置いてもらう、ついたてなどで視界をさえぎるなどの対策があります。

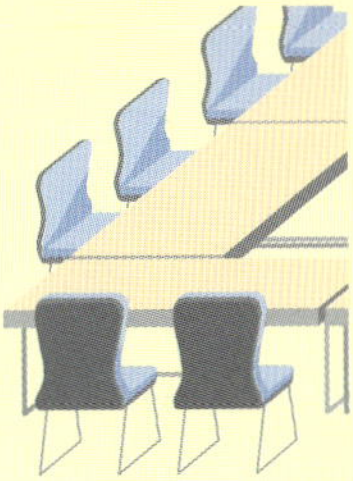

集中力のいる作業のときだけ、会議室などを借りる人もいます。

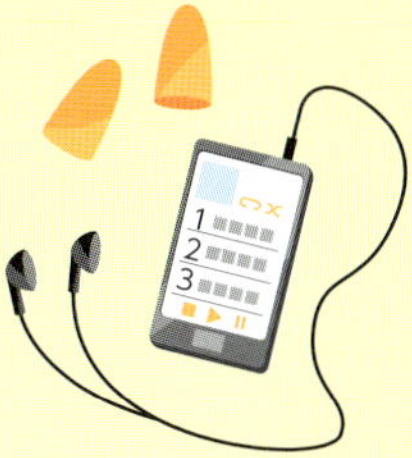

音楽を聴いたり耳栓をしたりして雑音をカットする方法が合う人もいます。

できることを考える

得意なことは率先して

助けてもらうだけではなく、自分ができることや、得意なことは率先して引き受けるように心がけましょう。

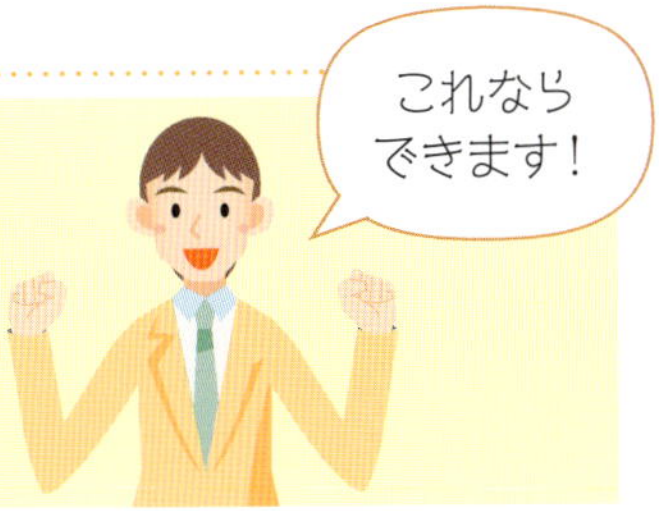
これなら
できます!

人との関係をスムーズにする

人づきあいのマナーを学ぶ

　社会でほかの人と生活するうえで必要なスキルのことを「ソーシャルスキル」と言います。ソーシャルスキルは、コミュニケーション力のほか、意思決定ができる、問題を解決する力があるなどさまざまな要因が含まれます。

　ソーシャルスキルは成長とともに習得していくものですが、ADHDの特性があると、「人の話をきちんと聞けない」「何かに気を取られると、周囲に気を配れなくなる」などで円滑なコミュニケーションがむずかしいなど、ソーシャルスキルを身に着けるのが遅れる傾向があります。

　特にADHDでは、「集団行動でのルールを守れない」「コミュニケーションが不得意」「自分の感情をうまくコントロールしたり、人の感情を理解するのが不得手」といったソーシャルスキルの問題が起こりがちです。

　ソーシャルスキルが未熟だと、人との関係がうまく作れず、能力が発揮できない、誤解されやすいなどさまざまな問題を招く恐れがあります。

　では、ソーシャルスキルを身につけるにはどうすればよいのでしょうか。実は、ADHDへの対策そのものが、ソーシャルスキルを学ぶ過程でもあります。ADHDを知ることは、自分を知り、自分のクセを学ぶこと。生活上の困りごとへの対策を立てることは、人との摩擦を少なくし、コミュニケーションをよくする効果をもたらします。

　また、最近では自助グループや地域の保健センターなどが、大人の発達障害を対象にしたソーシャルスキルトレーニングの講座などを開催しています。一度参加してみるのもよいでしょう。

用語解説　ソーシャルスキル　周囲の人と良い関係をつくり、維持するなど、社会に適応するのに必要な技能のこと。

ソーシャルスキルをマスターする

ADHDで必要になるソーシャルスキル

ソーシャルスキル

社会生活を送るうえで欠かせないスキルのことで、意思決定・問題解決能力・対人関係スキル・情動への対処・ストレスへの対処などの能力の総称。

集団でのマナー

例えば会社なら、仕事は上司の許可を最初に取る、チームで作業するときはほかの人と足並みをそろえるといった組織のルールを守れるようにしていきます。

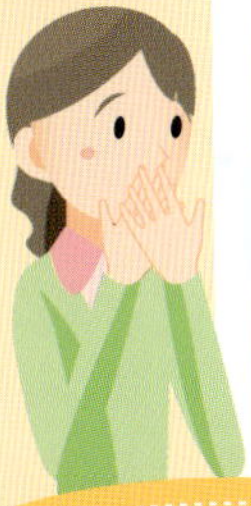

コミュニケーション

人の話に割り込む、とっさに思いついたことを言うのを控えるなどを心がけていきます(137ページ参照)。

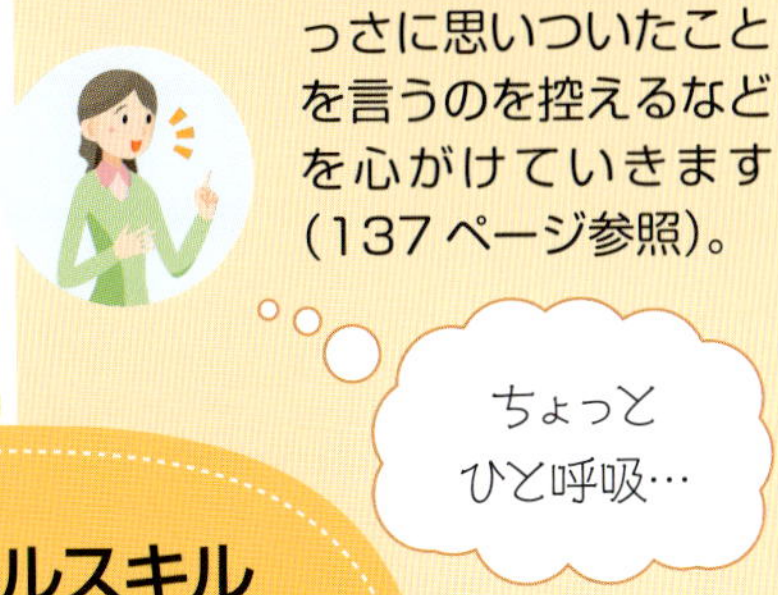

自分をしっかり見つめる

ADHDの特性を知り、自分の得意なこと、苦手なことに目を向けていきます。自分のことがわかると、他人のことを理解する余裕が生まれます。

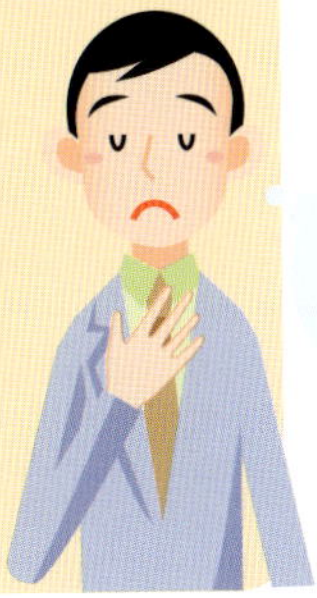

感情のコントロール

ADHDについて知り、対策を立てられるようになると、自信がついて不安感に引きずられることが少なくなります。また、突発的な怒りを抑える方法を身に着けることも欠かせません。

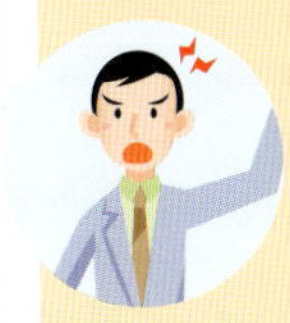

1秒待つ、潤滑油となる言葉を増やす

ADHDの特性のある人は、「つい口をついて言葉がこぼれてしまう」傾向があります。考えなしに言った言葉が相手を怒らせたり傷つけたりして、対人関係がこじれてしまうのです。

これを直すには、言う前にちょっと待つ習慣をつけなければなりませんが、すぐにはできないことがほとんどです。というのも、考えなしに言うということは、そもそも自分が問題発言をしているという意識がないのです。

まずは「自分が考える前に発言している」ことを自覚しましょう。

最初は言ってしまってから「失言だったかもしれない」と気づくことがほとんどでしょう。それでもかまいません。言ったことすら気づいていなかったころに比べれば大進歩です。しまった、と思ったらすぐに謝りましょう。

意識しているうちに、徐々に口に出す前に気づけるようになります。話す前に1秒待てるようになったら、自分が言おうとしていることが適切かどうかちょっと考えてみましょう。相手が目上の人なら、敬語や表現は適切か、友人なら、踏み込みすぎた内容ではないか、といった具合です。

また、相手が話している途中で話したい衝動がわいてきたときには、無難なあいづちを打って気持ちを紛らわすのも効果があります。今言わないと忘れてしまうかもしれないと思ったときには、「話の途中にごめんね」と前置きするだけでも、相手の受ける印象は変わります。

考えなしに即答するクセは「安請け合いしてスケジュールがパンクする」という困りごともまねきます。即答を避けるための言葉をあらかじめ用意しておきましょう。返事をするまでに少し相手を待たせてしまいますが、結局実行できずに信頼を失うよりはよいでしょう。

言う前の準備が大切

ブレーキをかけるクセをつける

1秒待つ

口に出す前にひと呼吸。すると、自分の言おうとしていることが適切かどうか考える時間ができます。

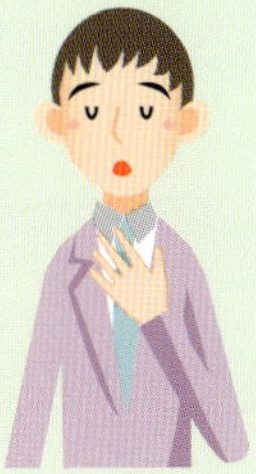

頭の中でリハーサルする

言う前に、自分の言葉が相手にどんなふうに受け取られるか考えます。自分が言われたらどう感じるか想像するとわかりやすいです。

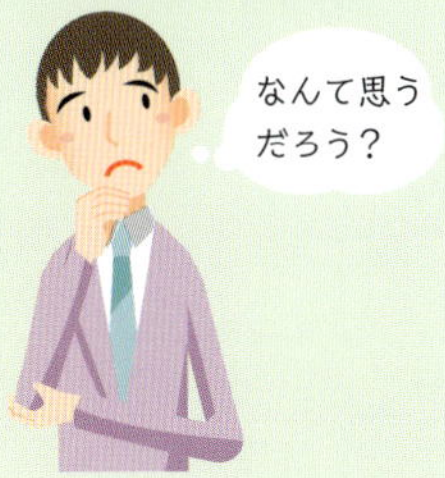

無難なあいづちを打つ

適度なあいづちは、とっさに言おうとしたことをやめたときや、話したい気持ちを紛らわすのに便利です。

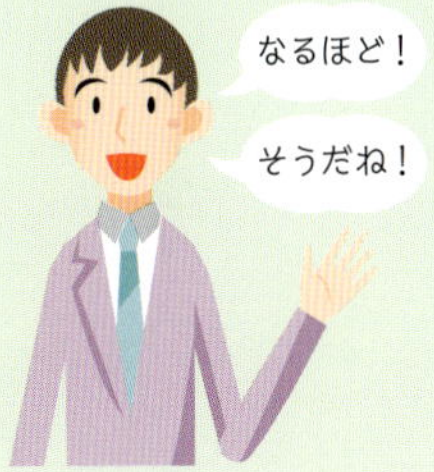

使いやすいフレーズをストックする

仕事なら

- 「上司と相談します」
- 「持ち帰って検討させてください」
- 「あとで改めてお返事いたします」

含みを持たせたフレーズをあらかじめ用意しておきましょう。詰め込みすぎを防ぎます。

友達や同僚なら

- 「予定を確認するね」
- 「ちょっと考えたいから、いつまでに返事をすればいい？」

すでに予定が入っていたり、気乗りしなくなったりしてドタキャン……とならないよう、ワンクッションおきます。

気持ちをコントロールする

アンガー・マネージメントを取り入れる

ADHDのある人は怒りのコントロールがむずかしく、突然激しい怒りがわき上がって周囲に当たり散らしてしまうことがあります。ただ、怒りは長くは続かず、引きずることはありません。ときには、怒ったことすら忘れてしまいます。しかし、怒られたほうはたまったものではありません。何度もくり返したり、「怒らせるほうが悪い」と開き直ったりすると、周囲の人との関係は悪くなる一方です。

ADHDのある人は、怒りをそのままにしない対処法（アンガー・マネージメント）を知り、怒りを上手に逃がす方法を身に着けましょう。

アンガー・マネージメントには、とっさの対応と、じっくり取り組む対策の2種類があります。

とっさの対応のコツは、ちょっと待つこと。時間を稼ぐ方法には「深呼吸を1回する」「数を数える」などいろいろあります。怒りは長続きしないので、ちょっとの間意識をそらすだけで、大爆発を防ぐことができます。

しかし、しのぐだけでは根本的な解決になりません。より上手に怒りをコントロールするためには、自分の怒りにしっかり向き合うことが必要です。そのためには、怒りがおさまったあと、「自分がなぜ怒ったのか」をふり返って、怒りのきっかけ、怒りの程度、感情を書き出します。記録なので、グチなどは交えず、事実だけを書いておきましょう。

記録を読み返すと、自分がどんなときに怒りを感じるのか、怒りのきっかけや傾向が見えてきます。自分の「怒りのスイッチ」がどこにあるかある程度わかれば、それを避けることができるようになり、怒る頻度が下がります。

とっさの対応と長期的な対策の両方を取り入れる

その場でできるとっさの対応

6秒数える

怒りの勢いをそぐには最初が肝心。頭の中で数を数えたり、ゆっくり深呼吸を1回したりして、怒りを逃がします。

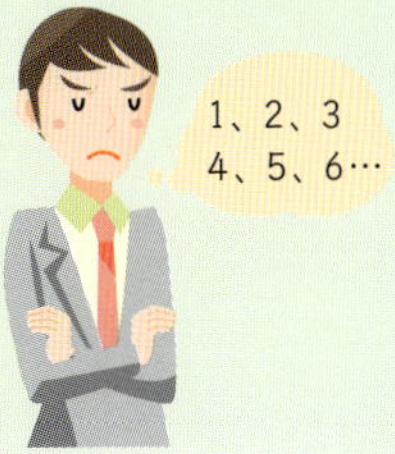

その場を離れる

怒りのきっかけから距離をとるだけでも気持ちが落ちつきやすくなります。体を動かすことで気が紛れるという効果も。

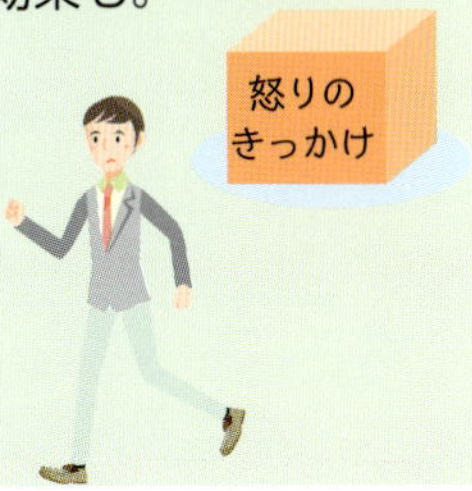

言葉を唱える

心を落ちつかせる言葉を決めておき、怒りを感じたら心の中で唱えます。

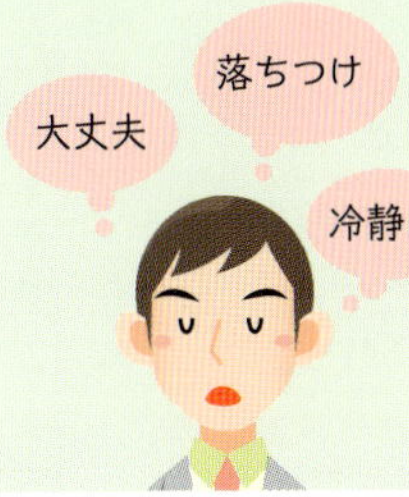

ふり返って自分を見つめる

怒りを書き出す

きっかけになったできごとや時間、そのとき感じた気持ちなどを書き出します。怒りは数値化するなどレベルがわかるようにしておきます。

1週間ほどたまったら見直す

ある程度まとまったら読み返します。怒りのスイッチがどこにあるか見えてきますし、できごとに対して怒りすぎていることに気づきます。

- いつ
- どんなときに
- 怒りの程度
- そのときの感情

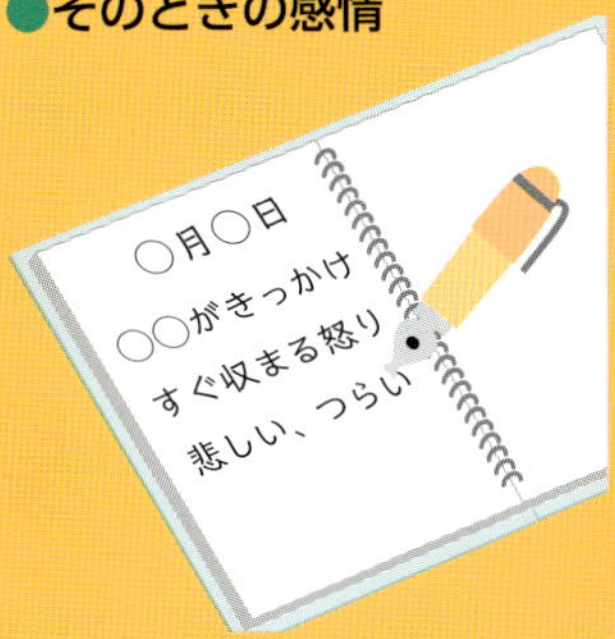

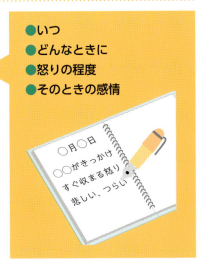

生活リズムを整えるのも大事

体が元気なほうが、心が強くなる

生活リズムの乱れは、体の健康を損なうだけでなく、心の元気も奪います。ＡＤＨＤのある人は、とかく生活が不規則になりやすいので、意識して生活リズムを整えましょう。

特に、夜更かしには気をつけます。ついついテレビを見続ける、インターネットをやめられない……などで、睡眠不足に陥ったり、生活リズムが遅寝遅起きにずれてしまいがちです。

睡眠不足は、怒りのコントロールにも悪影響を及ぼします。睡眠不足になったり、睡眠のリズムが乱れると、脳のホルモンの分泌が乱れたり、神経伝達物質の分泌が影響を受けます。すると、イライラしやすくなったり、感情が不安定になって、攻撃性が高まったりしてしまいます。夜はしっかり寝て、朝は決まった時刻に起きるよう心がけましょう。

また、日中はできるだけ太陽の光を浴びる時間を作ります。日光を浴びることで、体内時計がリセットされ、体のリズムが整います。仕事をしている人でも、日の当たる窓辺でひと息つく、外にランチを買いに行くだけでも効果があります。「まとまった時間でないと意味がない」と思わず、よい習慣は足し算で取り入れていくようにします。

なお、テレビやインターネットの付き合い方にも対策を立てておきましょう。インターネットは１日に使う時間を決めておき、アラームなどを利用して時間を区切ります。テレビは見たい番組だけを録画しておいて、あとから見るようにすると、まんぜんと見続けるのを防げます。寝る時刻を決めたら、その時間に自動で電源が切れる機能を利用するのもよいでしょう。

メリハリのある生活を心がける

日中はなるべく外で体を動かす

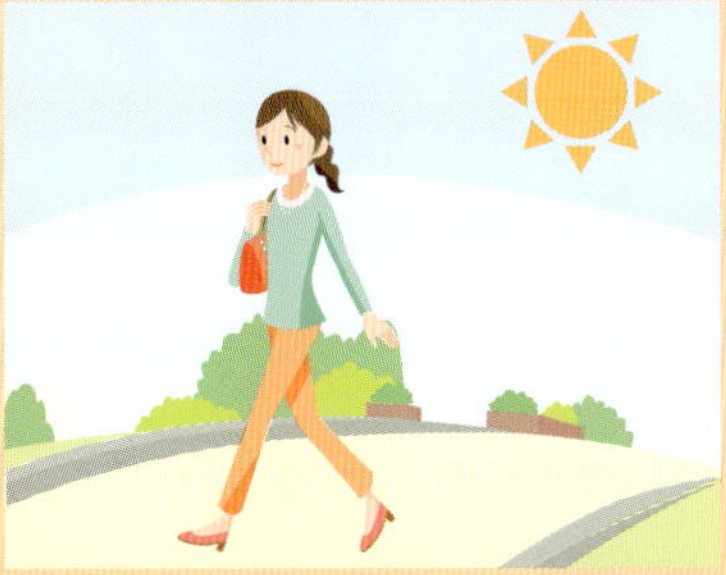

太陽は体内リズムを整える強い味方。外で運動するのが理想的ですが、平日は、外を歩くだけでも効果があります。

夜はしっかり寝る

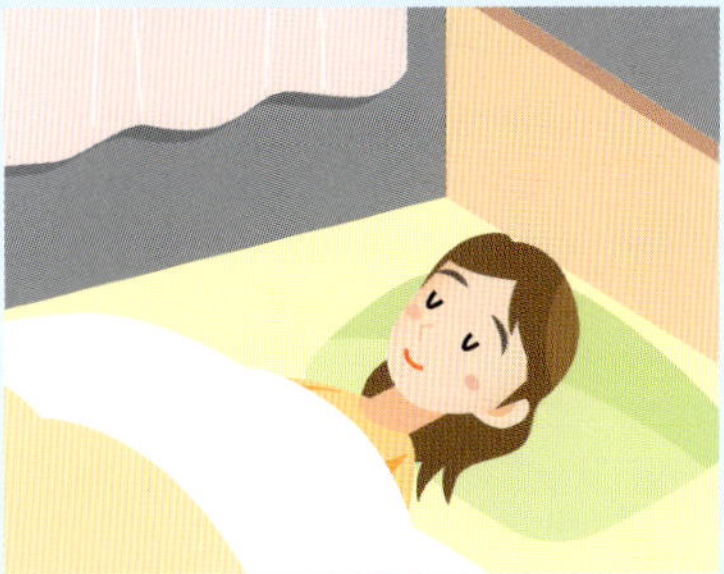

睡眠時間の長さだけでなく、寝る時刻、起きる時刻を守るなどリズムも重要です。特に、薬物療法を行っているときは、服用時間にも影響するので注意しましょう。

食事も「ダラダラ」を避ける

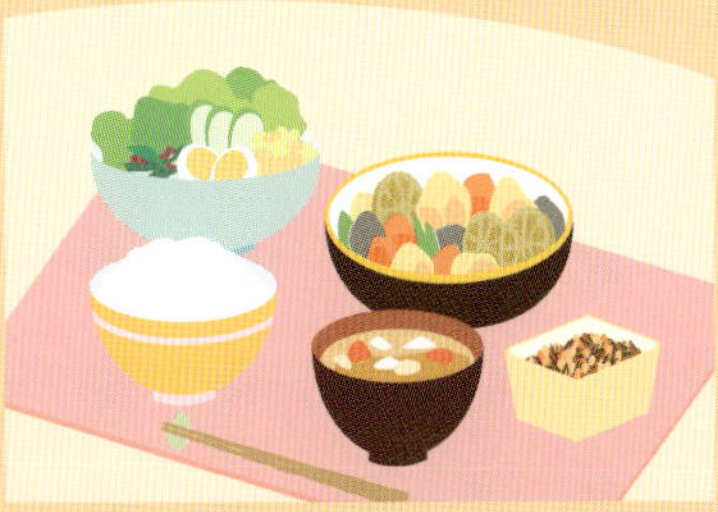

のめり込みやすいのは食事も同じ。目の前にあるとつい食べてしまうので、食べる量だけを最初に出す、食べ過ぎたら家族に指摘してもらうなど、ダラダラ食べを防ぐ工夫を。

睡眠をさまたげるものは「切れる」ようにしておく

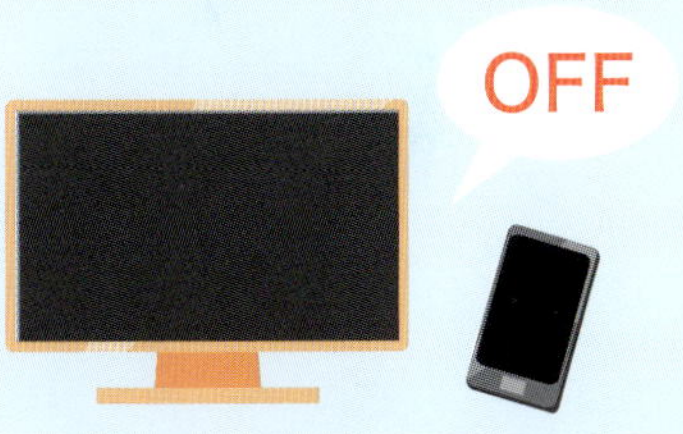

テレビやインターネットは「自分でやめられる」と思わず、アラームやタイマー機能を利用して、見続けられなくなるようにしておきましょう。

CASE5 職場の協力で復帰を果たしたEさん

ADHDへの対応でミスが減った

Eさんは、大学を卒業後、自動車部品の会社に入社し、ずっと事務の仕事を続けていました。30歳のときに別の部署に異動になったところ、慣れない業務になじめずたびたび仕事でミスをするようになってしまいます。

ミスが重なると周囲の目が気になり、緊張してまたミスをするという悪循環に陥り、うつうつとした気分が続くようになってしまいます。さらに不眠も出てきたため、近くのメンタルクリニックを受診したところ、「うつ病」と診断され、抗うつ薬による治療を受けることになりました。

しかし症状はなかなかよくならず、Eさんは1カ月休職することになりました。休むと回復したものの、復職するとまた症状が出て、次第に休職と復職をくり返すようになってしまい、クリニックの医師から発達障害の専門外来を紹介されました。

専門外来では、子どものころは「落ちつきがない」とよく注意されたことや、しょっちゅう忘れ物をしていたこと、現在でも財布など大切なものをなくすこともたびたびあるなど、多動や不注意の症状があったことがわかりました。

EさんはADHDと診断され、メチルフェニデートによる治療が始まりました。上司にはADHDの診断を受けたことを伝え、復職に向けて職場で協力してほしい事項を伝えたところ、仕事の指示は口頭ではなく書面で指示を伝えるなど、ADHDの症状に配慮した対応がとられるようになりました。

このような職場の対応や治療によって、復職後はミスも減り、しっかり仕事をできるようになっています。

周囲の協力でミスが激減

慣れた作業なら問題はない

就職してから同じ部署で仕事をしていたため、仕事にも慣れて大きなミスはありませんでした。

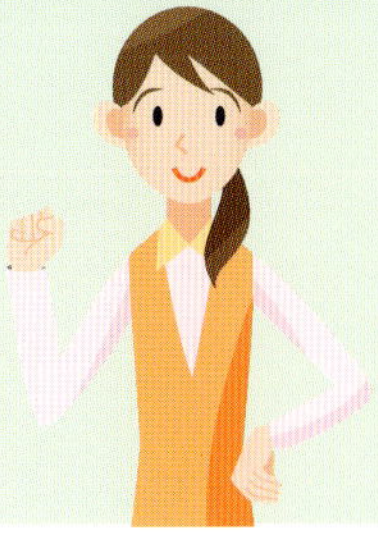

異動によって、まったくちがう業務を担当することに

慣れない仕事でミスを連発

新しい部署では誰に聞いてよいかもわからず、しょっちゅうミスをしてしまいます。「周りの人にどう思われるだろう」というプレッシャーでますます気持ちがあせり、ミスを招いてしまいます。

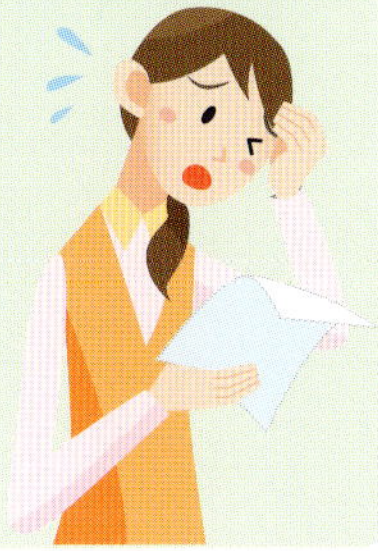

うつ病として1年ほど治療を受けた後、発達障害の専門外来でADHDの診断を受け、治療を開始

特性に配慮した対応を取ってもらえるように

上司が指示を書面で渡すなど、率先して対策をとることで、職場全体が協力的な雰囲気に。Eさんはミスが減ったことに加え、プレッシャーから解放されて自信を取り戻すというよいサイクルができました。

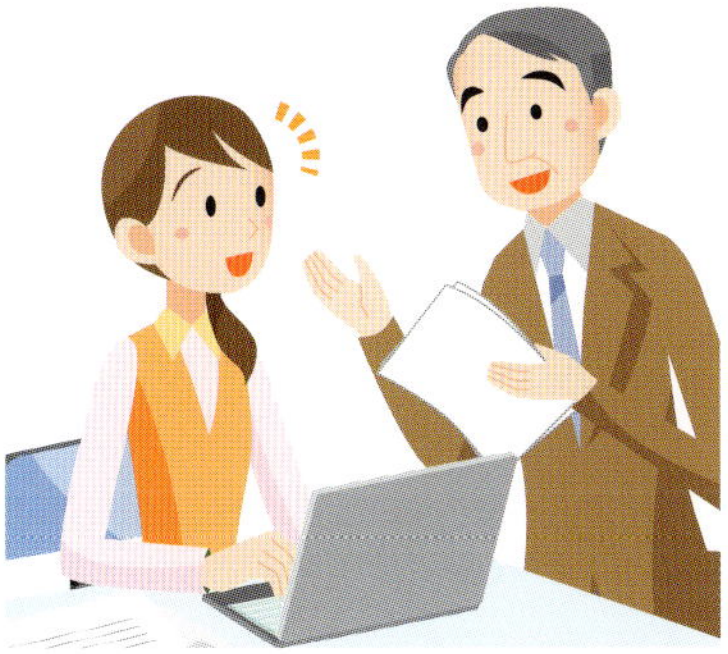

周囲の人ができること

まず本人の特性を認める

大人のADHDでは、ADHDの特性のために周囲に理解されなかったり、自信がなく自尊心が低かったりといった問題があります。仕事ではコンプライアンスが重視され、ふだんの生活でも「空気を読む」ことがよしとされるなど、ADHDのある人にとって、今は生きづらい社会といえるでしょう。

周囲の人もトラブルが続くと戸惑いますが、本人もたいへん困っています。周囲の人からは「注意すればできることなのに」と思われることも本人にとってはプレッシャーですし、できない自分を責めていることが多いのです。

ADHDの特性によるトラブルは、本人の努力不足ではなく、脳の機能に偏りがあるために起こります。「努力が足りない」という叱責や「がんばればできる」という励ましは、ADHDのある人にとっては負担になってしまうことを、理解しておくとよいでしょう。

ADHDは、社会生活で困難が起こることが多い発達障害です。社会とは何も世間全般を指すだけではありません。身近な人との関わりあいそのものが一つの社会です。

本人にはADHDの特性を知り、対策を立てるなどの努力が必要ですが、社会生活が周囲の人との関わり合いである以上、周囲の人の協力がなければ、せっかくの対策がうまく回らないことも少なくありません。

周囲の人はまず本人の特性を理解し、受け入れましょう。特性は個性でもあります。困ったものとしてみれば後ろ向きの言葉しか出ませんが、別の面からみれば長所につながることがあります。

用語解説 コンプライアンス　直訳すると「従うこと、遵守すること」という意味。法律や社会的な常識、ルールなどをしっかり守るという意味で使われる。

言い換えてみる

短所と長所は表裏一体

短所だと思うと		長所としてみると
●綿密さが足りない	➡	●直感的で柔軟な考え方ができる
●集中力が続かない、注意散漫	➡	●切り替えが早く、次の局面にすぐ適応できる
●毎日くり返ししなければならないことを忘れる	➡	●決まった流れにしばられない、独創的
●落ちつきがなく、じっとしていない	➡	●フットワークが軽く、エネルギッシュ
●他人の話に割り込んだり、じゃまをしたりする	➡	●ためらわずに介入できる、新しい局面を切り開く
●しゃべりすぎる	➡	●積極的にコミュニケーションを取ろうとする
「困ったな」と感じると短所になります。		枠にとらわれず行きづまってもあきらめない性格が、プラスになる場面は決して少なくないのです。

「けど」でネガティブをひっくり返す

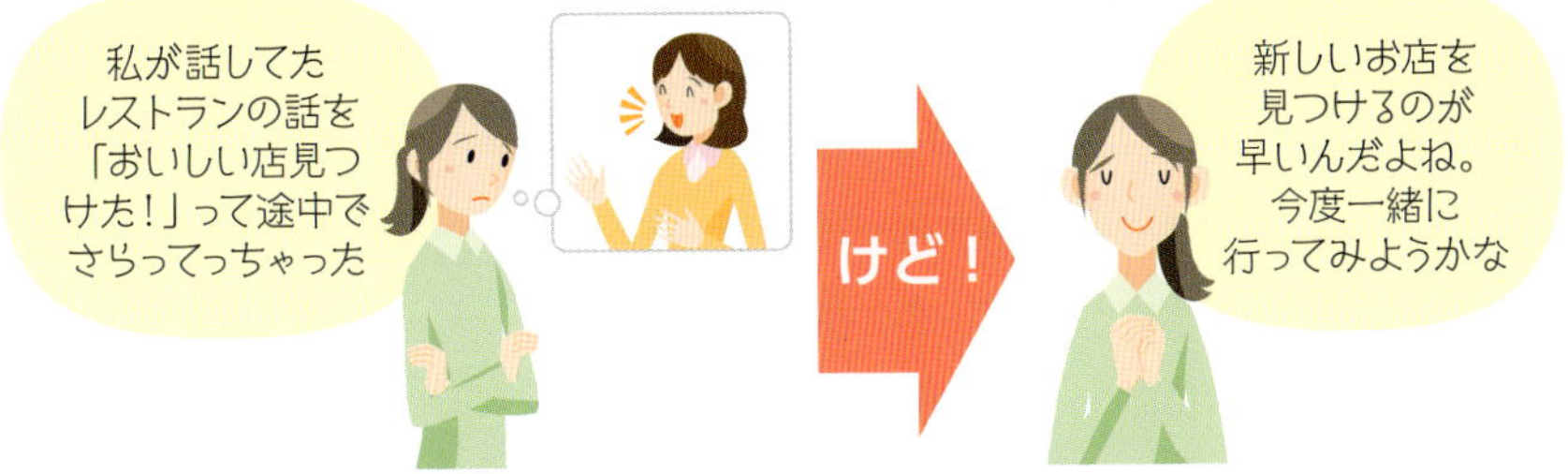
私が話してたレストランの話を「おいしい店見つけた！」って途中でさらってっちゃった
けど！
新しいお店を見つけるのが早いんだよね。今度一緒に行ってみようかな

一度困ったと思うと、考えを切り替えるのはむずかしいもの。
そんな時は「けど」をつけると、おのずと考えが切り替わります。

原因より対策を考えよう

ADHDについてしっかり理解していないと、本人に対して「どうしてできないの?」と原因を見つけようとしがちです。

しかし、本人にできない原因を聞いても、原因が本人の力の及ばないところにあるので、あまり意味がありません。

「どうして?」と考えるのは、周囲の人にとっても、前を向くことを妨げる言葉なのです。

ADHDの治療で心理教育が欠かせないように、周囲の人がADHDについて知ることは、本人をサポートするためには欠かせません。診察に同行したり、本を読んだりして本人の状態を受け入れるようにしましょう。

そして、ADHDの特性をカバーするための対策に、本人といっしょに取り組むようにしてください。具体的な対策は本人の困りごとと生活環境にもよりますが、職場なら、「本人にとって仕事をしやすい環境を優先させる」「指示は文書で渡す」「大切な締め切りや約束の時間は前もって声をかける」などで手助けします。家庭では、本人が苦手な家事を手助けしたり、カレンダーで家族の予定を共有するなどの工夫があるでしょう。本人を責めすぎず、寛容に接することも欠かせません。

こうした対策は、たしかに手間です。しかし、本人任せにしているとミスのために周囲がフォローすることになるなど、巻き込まれることが多くなります。ちょっとした工夫をすれば大きなトラブルを回避できるなら、そのほうが本人にとっても、周囲の人にとってもプラスなのです。その点で、本人の長所に目を向け、得意なことで力を発揮してもらうのは、もっとも根本的で本人も周囲もハッピーになれる対策と言えます。

そのためにも、本人のよいところに目を向けることを忘れないでください。

本人の困りごとはみんなの困りごと

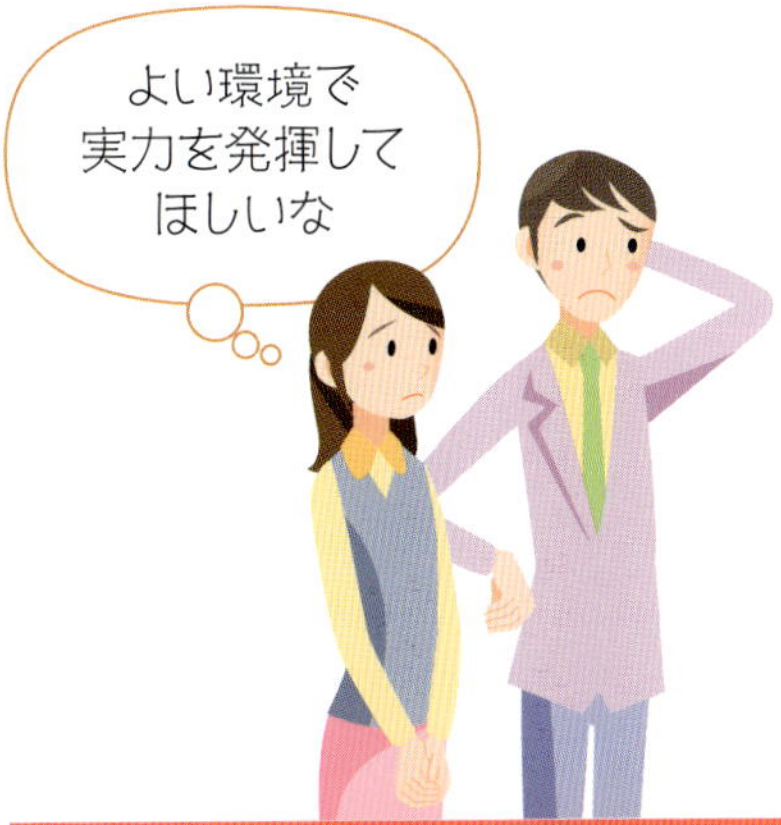
よい環境で
実力を発揮して
ほしいな

●本人が力を発揮できる部署への異動を希望している場合は、できるだけ優先します。

●気が散らない環境を整えたり、電話の取次ぎなど集中力の途切れやすい業務を減らしたりします。

●仕事で困ったことはないか、抱え込みすぎていないかなどを目配りします。

仕事上のトラブルが減る

細かいミスが多いのは、本人だけでなくフォローする人の手間を増やしますし、重要な会議や取引先との約束に遅刻するのも本人だけではなく、会社にとっての損失でもあります。本人をフォローすることは、仕事全体にもメリットをもたらします。

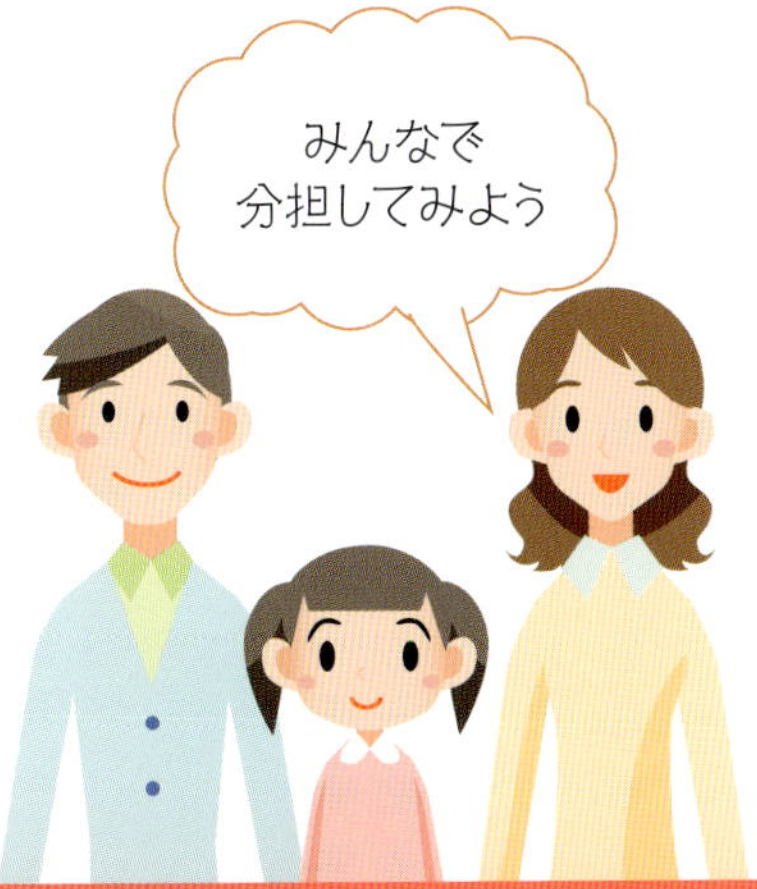
みんなで
分担してみよう

●家事は同時進行で進むうえ、毎日のルーティーン。家族で分担して進めましょう。

●整理整頓、物の置き場所を決めるなどの対策は、家族全員で守らないと意味がありません。

●カレンダーやスマートフォンのスケジュール管理機能を共有し、みんなで「うっかり」を防ぎます。

みんなが暮らしやすくなる

「どうしたらできるか」をみんなで考えると、みんなで少しがんばって暮らしやすくなる方法が見つかるはず。全員で家事に関わることで、「完璧でなくてもいい」と思えるようになります。

家族の関わり方が重要に

大人のＡＤＨＤでは、結婚後にＡＤＨＤの特性による困りごとが出てきて、パートナーが困るという事態がしばしば起こります。いっしょに住むようになって生活のなかでトラブルが頻発してきて、初めて自分の困難感に気づく人もいます。

発達障害の専門外来では、ＡＤＨＤの特性のある夫が妻に促されて受診するケースのほうが多い傾向にありますが、大人のＡＤＨＤでは男女比にはほとんど差はないと言われているため、実際には妻にＡＤＨＤがあるケースもかなり多いと考えられます。

たとえば妻にＡＤＨＤがある場合、家事が滞ることがあります。日本では仕事の有無にかかわらず女性が家事を担っているケースが多いためです。家事は細かい判断や、気配りのくり返しで見通しが立てにくく、それぞれの作業に優先順位がつけにくいものです。

女性でＡＤＨＤのある人は、ＡＤＨＤの困りごとに加えて「女らしさ」や「良妻賢母」といったイメージにも苦労します。「妻なのに」「母親なのに」というプレッシャーが負担になります。家族も、無意識のうちに「女性なら家事ができて当然」などの考え方を押しつけないように気をつけましょう。

男女問わずＡＤＨＤがある場合は、衝動性によるトラブルにも気をつけましょう。感情をコントロールするのも苦手という場合は、対人関係の失敗も多くなります。あまり深く考えずに借金をする、仕事をやめるなど、家族全員が影響を受けることも少なくありません。

家族は、本人に「相談してほしい」と根気よく伝えていきます。本人の話は否定せず、まずは聞くことです。本人を非難するのではなく困っていることを冷静に伝え、「解決したいから協力してほしい」と一緒に対策に取り組むようにしましょう。

家族の ADHD を支える

家事の負担がかなり大きい

家事ができないわけではありませんが、ほどほどのペースで、毎日コツコツ続けるのが苦手です。料理はがんばるけれどそうじはほったらかしなどのアンバランスも起こりがち。

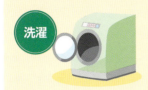

洗濯

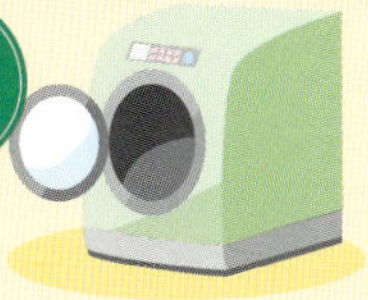

洗濯ものは、ハンガー干しのものはたたまずにそのまま収納するなど、手間を減らそう。

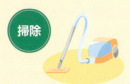

掃除

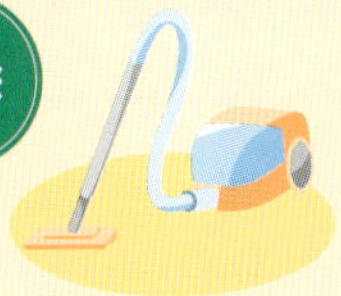

簡単なそうじ方法を取り入れ、共有スペースは、交代でそうじするなどの工夫を。プロに依頼するのも○。

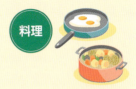

料理

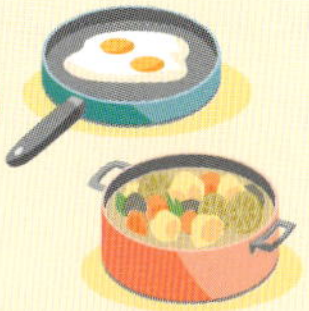

日曜日に翌週の献立を決めておくだけでも負担がかなり軽くなります。

大きい子どものように感じられることも

感情や衝動をコントロールするのが苦手で、子どものようだと感じることがしばしば。社会的な立場は大人のため、トラブルがより大きくなりがちで苦労します。

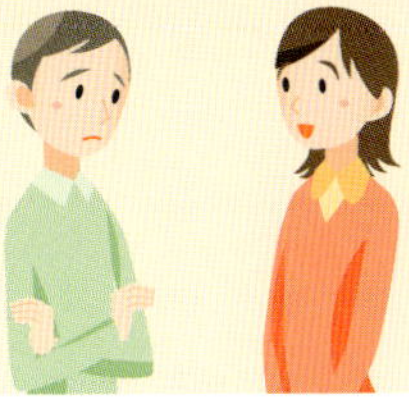

本人の話をよく聞くようにします。トラブルが多いのは本人もわかっていて、自信をなくしていることもしばしば。家の中に居場所がないと、ますます外で発散することになりかねません。

お互いのよいところに目を向ける

不満があると、相手の短所ばかりに目が行きがちに。「けど」を使って、相手のよいところに目を向けましょう。長所を活かした対策を思いついたり、いっしょに取り組もうという意欲を後押しします。

女はこうあるべき、男はこうあるべき、などの考えを押し付けない

本人も周囲の人も、ともに心がけること

できることをサポートしあう

ADHDの特性をカバーするためのサポートを受けるのは、ミスや失敗が少なくなって本人が「できる」という感覚を取り戻す効果があります。しかし、サポートする側が「してあげている」「しかたがない」といった態度でいると、本人にはかえって無力感を与えかねません。ADHDでは、得意なことと不得意なことの差が大きくなりがちですが、決して能力がないわけではありません。そこを本人はもちろん、周囲の人もしっかり理解しましょう。サポートするのは苦手を改善するためなのです。

本人は周囲のサポートを当然と思わないことが大切です。周囲の人にはそれぞれ事情があり、十分なサポートをできないこともあるでしょう。「自分はADHDなのだから助けるのは当然」と思うのは周囲との関係を悪化させるだけ。

一方、周囲の人は本人に苦手なことを無理させるのは禁物ですが、自分がサポートのために無理をするのもよくありません。サポートできないときは断ってかまいませんし、無理してフォローし過ぎるのは本人が自分で行動を変えるチャンスを奪います。

また、本人も周囲の人も気をつけたいのが「どうして自分の気持ちをわかってくれないのか」という不満です。誰でもこのように感じることはあるものですが、このように考えると、思考が行き止まりになってしまいますし、相手を責めることしかできません。それよりも、そもそも、他人の気持ちを完全に理解するなんて無理だと割り切っておきましょう。だからこそ、相手にわかってもらおうとする努力ができますし、相手をわかろうとする気持ちが大切だと気づけるのです。

できることをサポートしよう

本人は……

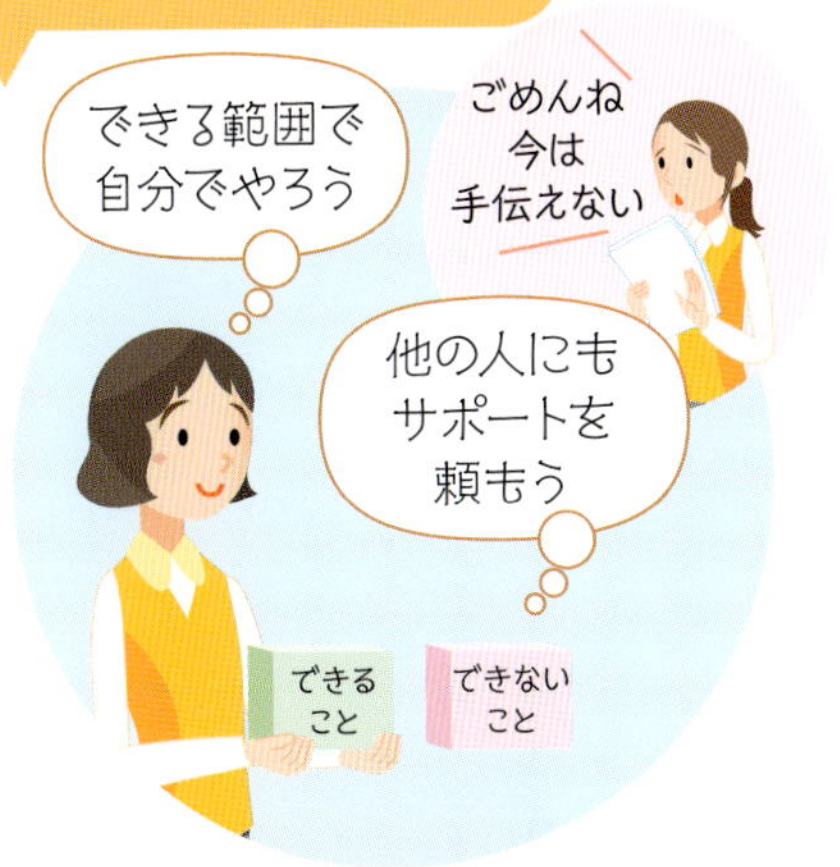

できる範囲で自分でやろう
ごめんね 今は 手伝えない
他の人にもサポートを頼もう
できること
できないこと

サポートしないことを責めない

周囲の力を借りる際に協力を断られても責めてはいけません。自分でできることから始めればよいのです。

周囲の人は

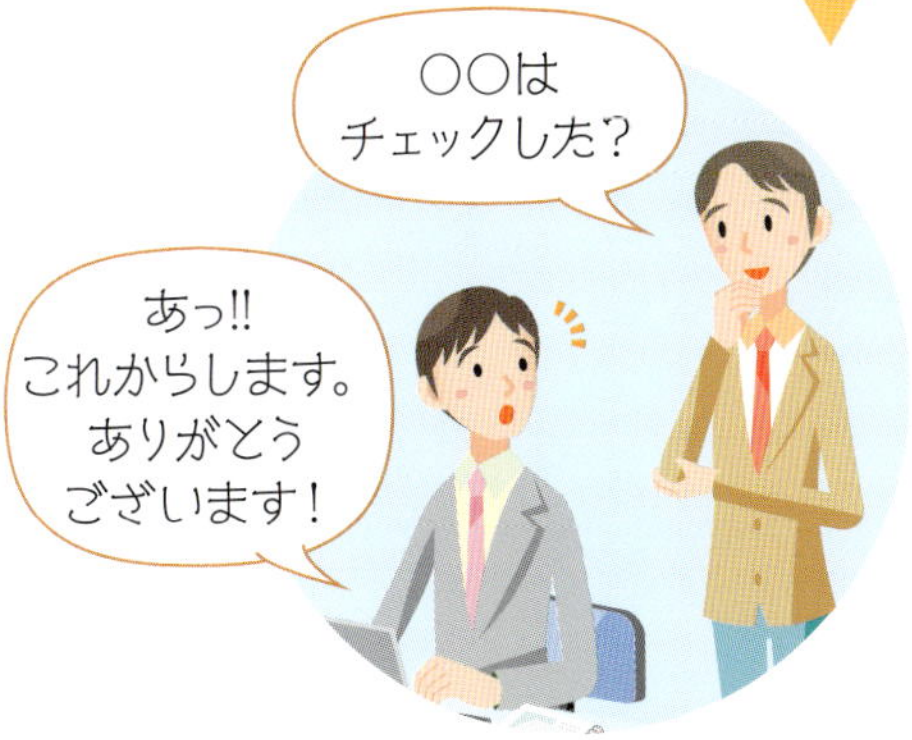

○○はチェックした？
あっ!! これからします。ありがとうございます！

本人ができるように支える

すべて代わりに行うのではなく、できるだけ本人が自力でできるように支援しましょう。

できることをする

お互いがウィン・ウィンになる対策を工夫していきましょう。周囲の人がサポートのしかたを考えるのはADHDの理解を深めます。本人の苦手なことがつかみやすくなり、得意分野は任せるといった分担がしやすくなるというメリットもあります。

ストレスをためない

ＡＤＨＤに伴う問題として本人が悩むのが「ストレス対処法」です。ＡＤＨＤの特性があるとミスや失敗によりストレスが増えやすいですし、ストレスがＡＤＨＤの困りごとを悪化させるという悪循環になりがち。ＡＤＨＤのある人は、そうでない人にくらべてストレスがたまりやすいということがあります。

もちろん、ＡＤＨＤについて知る、治療を受ける、対策を立てるといったことは、すべてストレスを減らすことにつながります。

しかし、それだけではストレスを完全になくすことはできないので、自分なりのストレスへの対処法を持っておくことは大切です。一日一回息抜きの時間をつくるだけでも気分をリセットできます。小さなことでも毎日続けるほうがよいでしょう。

たまには大きなごほうびがあると、よりリフレッシュ効果が高まります。ただし、その内容には少し注意しましょう。というのも、ＡＤＨＤのある人は、のめり込みやすい傾向があります。手軽なストレス解消法には、お酒を飲む、食べ放題に行くといったことがありますが、ＡＤＨＤのある人は、このような方法はできるだけ避け、行くときはストッパーとなる人にいっしょに来てもらうなど工夫しましょう。

一方、周囲の人も、ストレスをためないようにしましょう。特に、家庭でのサポートを担うことが多い人ほど苦労する場面が増えます。サポートする人ができるだけ偏らないように気をつけます。

ストレスを減らすために、本人も、周囲の人も心がけたいのが、「誰かに話を聞いてもらうこと」です。おたがいに何でも言い合える関係は大切ですが、もう一人、ふだんのサポートとは関係のない第三者がいるとよいでしょう。身近な人ほど、正直に話しにくいこともあるためです。

本人も、周囲の人もストレス解消は大切

趣味をつくる

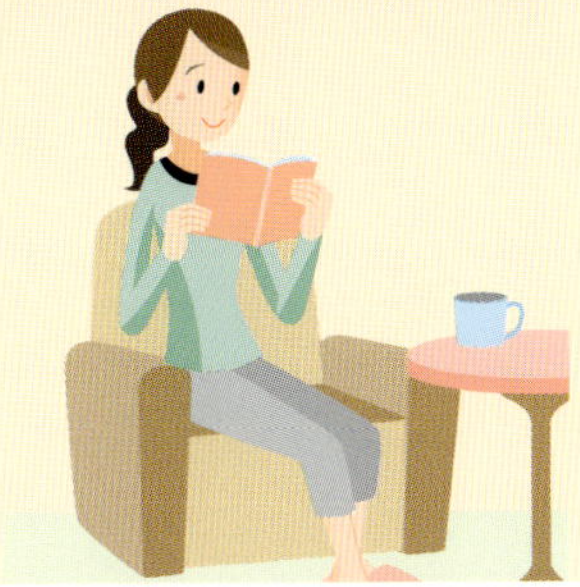

好きな音楽を聴いたり、ゆっくりお風呂に浸かったりと生活の中でホッとできる時間をつくりましょう。スポーツで体を動かすことは、気分をリフレッシュさせますし、生活のリズムを整える効果があります。

たまにはごほうびを

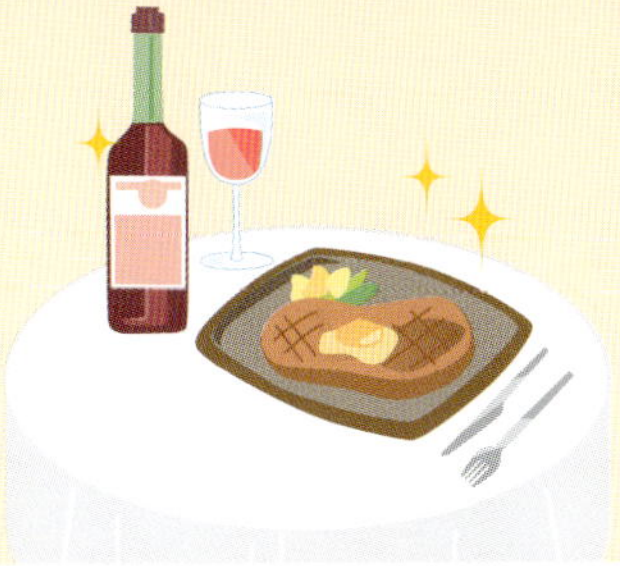

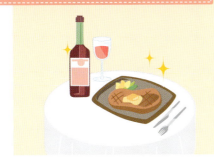

きちんと計画して旅行に行ったり、高級な食事を楽しんだりするなど、がんばったことに対して楽しみがあると、これからもがんばろうと前向きな気持ちになります。

話せる相手を増やす

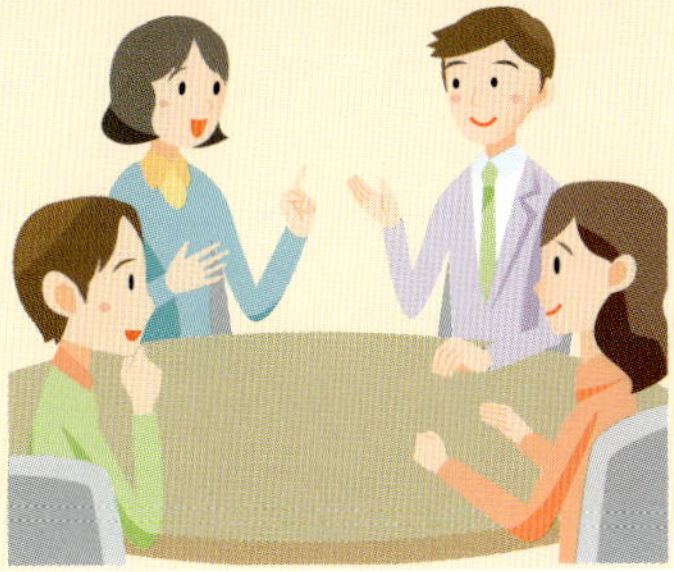

困っていることや悩みを打ち明けるのは、ストレスを軽くします。ただ、サポート関係にある人同士では、サポートそのものについてのグチは言いにくいので、話しやすい仲間を増やすように心がけましょう。

CASE6 夫の協力で改善したFさん

夫の態度が変わり、状況が改善

Fさんは大学卒業後すぐに結婚し、ほどなく男の子を出産しました。目まぐるしく環境が変わる中で、慣れない家事と育児に奮闘する毎日でしたが、夫からは「部屋がいつも散らかっている」「食事の用意が遅い」「台所が汚い」「子どものしつけがなっていない」など、いつも叱られてばかりでした。

Fさんもこれではいけないと思うのですが、何から手をつけていいのかわからず毎日途方に暮れていました。

子どもが小学生になると、今度は「忘れ物が多い」「落ちつきがなく、じっと座っていられない」などの子どもの特性に悩まされるようになりました。Fさんは子どもといっしょに忘れ物対策に取り組みますが、Fさん自身が忘れっぽいため、あまりうまくいきません。結局、学校の先生の勧めで発達障害の専門外来を受診したところ、子どもはADHDと診断しました。診察に付き添ううちに、Fさんは自分の子ども時代とよく似ていることに気づき、今度は自分が専門外来を受診します。結果は予想通りADHDの診断で、アトモキセチンによる治療が始まりました。

驚いた夫は、Fさんの診察に付き添うようになり、家族でADHDについて学び始めたのです。幸い、Fさんの薬物療法は順調に進み、困りごとはかなり改善されましたが、それを大きく支えたのが夫のサポートでした。週末は家事を担い、子どもとも積極的にかかわるように。困りごとはそのつど夫婦で話し合い、対策を立てていきました。Fさんは薬の効果と、夫のサポートで気持ちに余裕ができ、生活全体がうまく回るようになっています。

ADHD を知ることで、みんながハッピーに

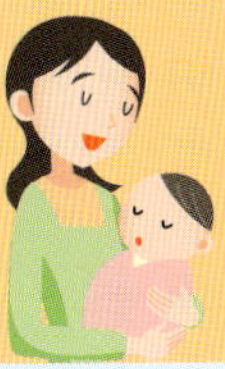

小さいころからおしゃべり好きで、人の話に割り込んだり、話を聞かなかったFさん。

22歳で結婚・出産したが…

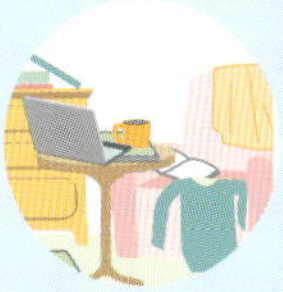

家の中はいつも散らかっていて、物をなくすこともしょっちゅう。

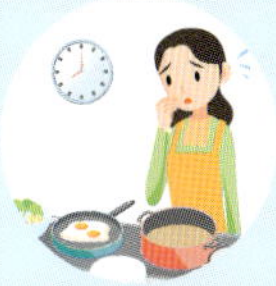

段取りが苦手で料理に時間がかかる。

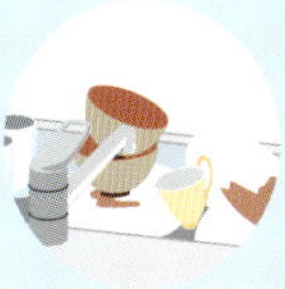

使った食器がシンクにたまり、皿が足りなくなることもしばしば。

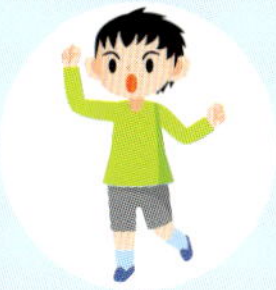

子どもと根気強くかかわるのが苦手で、しつけがうまくいかない。

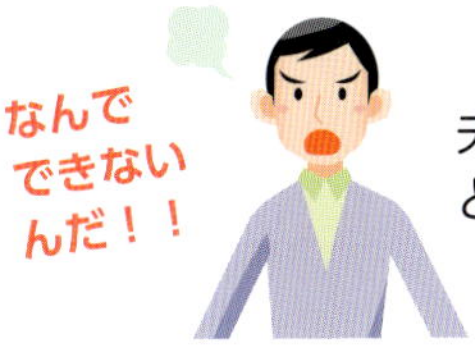

夫はFさんがやる気がない、サボっていると感じ、Fさんを責めがちでした。

8歳の子どもがADHDと診断される

Fさんの子どもが、学校での様子から受診を勧められ、ADHDと診断されます。Fさんはこのとき初めてADHDについて知り、その特徴が自分にも当てはまったため、自分も専門外来を受診し、ADHDの診断を受けます。

夫がADHDを理解し、いっしょに取り組むように

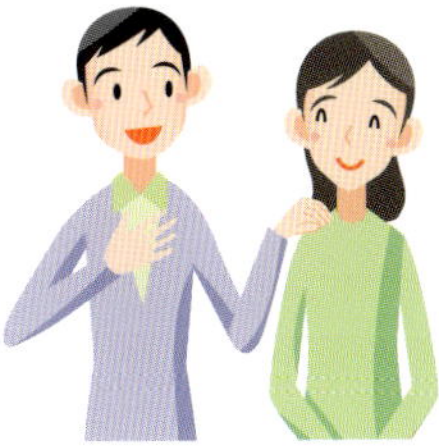

夫がFさんのサポーターに。家事を分担し、対策に協力することで日常生活の困りごとはかなり改善しました。また、夫がADHDについて理解し、Fさんを責めなくなったことも大きな助けとなりました。

参考文献

- **大人のADHD　もっとも身近な発達障害**
  （【著】岩波　明、筑摩書房）
- **発達障害**
  （【著】岩波　明、文藝春秋）
- **図解よくわかる　大人のADHD**
  （【著】榊原洋一・高山恵子、ナツメ社）
- **ライフサイクルに沿った　発達障害支援ガイドブック**
  （【編】齊藤万比古・小枝達也・本田秀夫、診断と治療社）
- **大人の発達障害　アスペルガー症候群・ADHD　シーン別解決ブック**
  （【著】司馬理英子、主婦の友社）
- **大人のADHD　コントロールガイド**
  （【著】福西勇夫・福西朱美、法研）
- **大人の“かくれ発達障害”が増えている**
  （【監修】星野仁彦　【著】岩橋和彦、法研）

索引

■監修
岩波 明（いわなみ あきら）
昭和大学医学部精神医学講座主任教授
1959年神奈川県生まれ。東京大学医学部卒業。精神科医、医学博士。東京都立松沢病院をはじめ多くの医療機関で精神科臨床にたずさわる。東京大学医学部助教授を経て、独ヴュルツブルク大学精神科に留学。2012年より現職。
15年より同大学附属烏山病院長を兼任、ＡＤＨＤ専門外来を担当。発達障害の臨床研究、統合失調症の認知機能障害、精神疾患と犯罪などを主な研究分野とする。著書多数。

ウルトラ図解 ADHD

平成30年4月24日　第1刷発行

監修者　岩波　明
発行者　東島俊一
発行所　株式会社 法研
〒104-8104　東京都中央区銀座1-10-1
販売 03(3562)7671 ／編集 03(3562)7674
http://www.sociohealth.co.jp
印刷・製本　研友社印刷株式会社

0102

ISBN 978-4-86513-441-4 C0377　定価はカバーに表示してあります。